Reihe "Kinderbücher mit Herz"

♡ Du bleibst immer mein Papa!
♡ Tom zieht um
♡ Opa kommt nicht wieder
♡ Paula wird wieder gesund
♡ Sofie und die Nachtgespenster

Weitere Titel sind in Vorbereitung.

Die Deutsche Bibliothek - CIP-Einheitsaufnahme

Sofie und die Nachtgespenster / eine Geschichte von Rien Broere.
Mit Bildern von Ann De Bode. - Triesen : Ed. Fuchs und Hase, 1998
(Reihe Kinderbücher mit Herz)
Einheitssacht.: Mag het licht nog even aan? <dt.>
ISBN 3-905501-36-8
NE: Broere, Rien; Bode, Ann De; EST

Titel der Originalausgabe: *„Mag het licht nog even aan?"*

Edition Fuchs & Hase

Printed in Singapore

ISBN 3-905501-36-8

Sofie und die Nachtgespenster

Eine Geschichte von Rien Broere
mit Bildern von Ann De Bode

Edition Fuchs & Hase

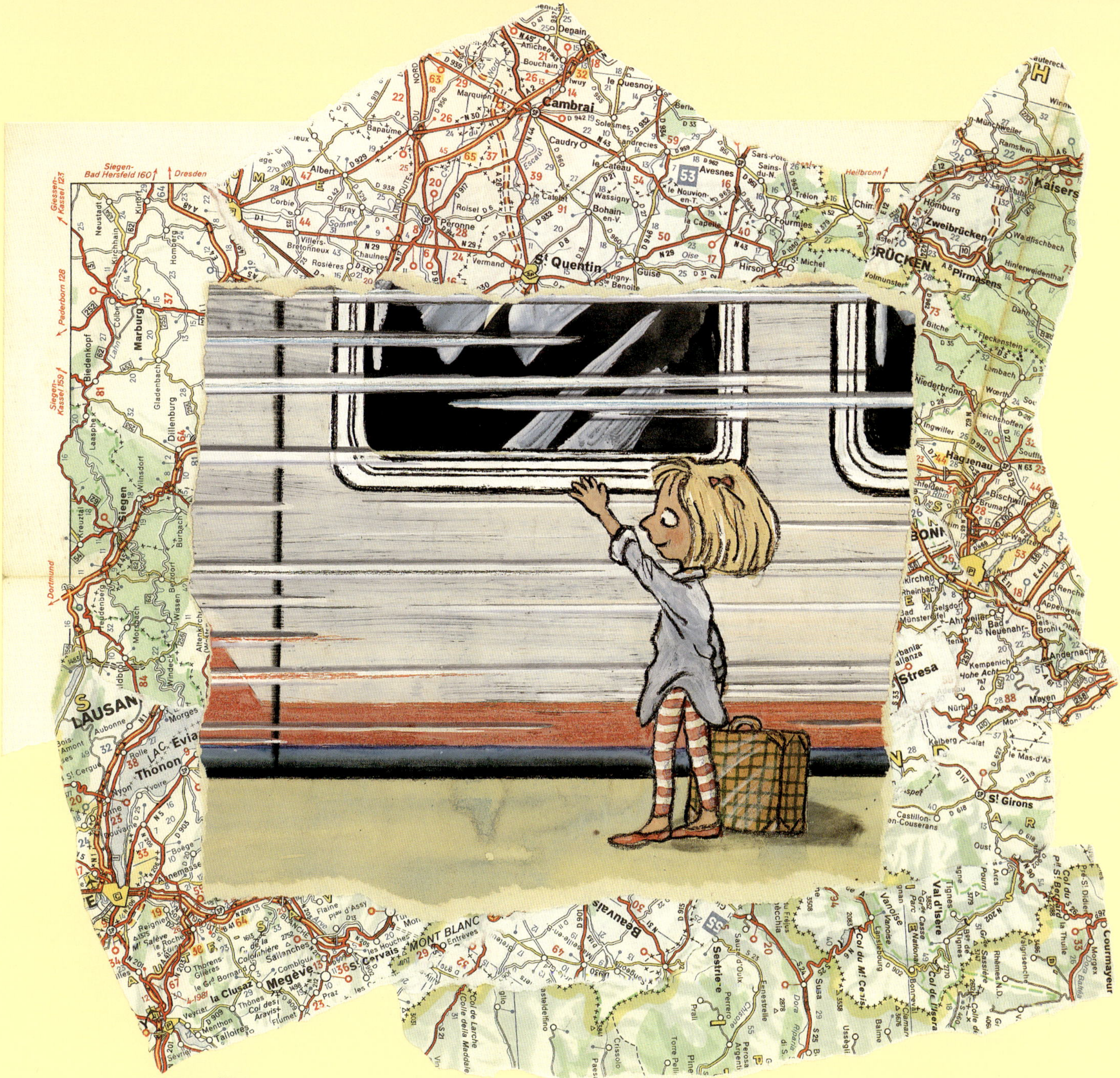

„Und sei schön brav, hörst du!“, ruft Mama.
Dann gibt sie Sofie noch ein paar gute Ratschläge.
Ja, ja, denkt Sofie. Geh du nur.
Der Zug zischt und rumpelt, dann fährt er an.
Erst langsam, dann immer schneller.
„Tschüß! Tschühüß!“, ruft Sofie.
Sie steckt einen Arm durchs Fenster und winkt.
Da geht Mama.

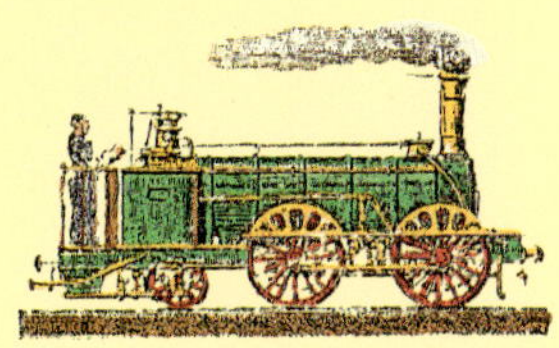

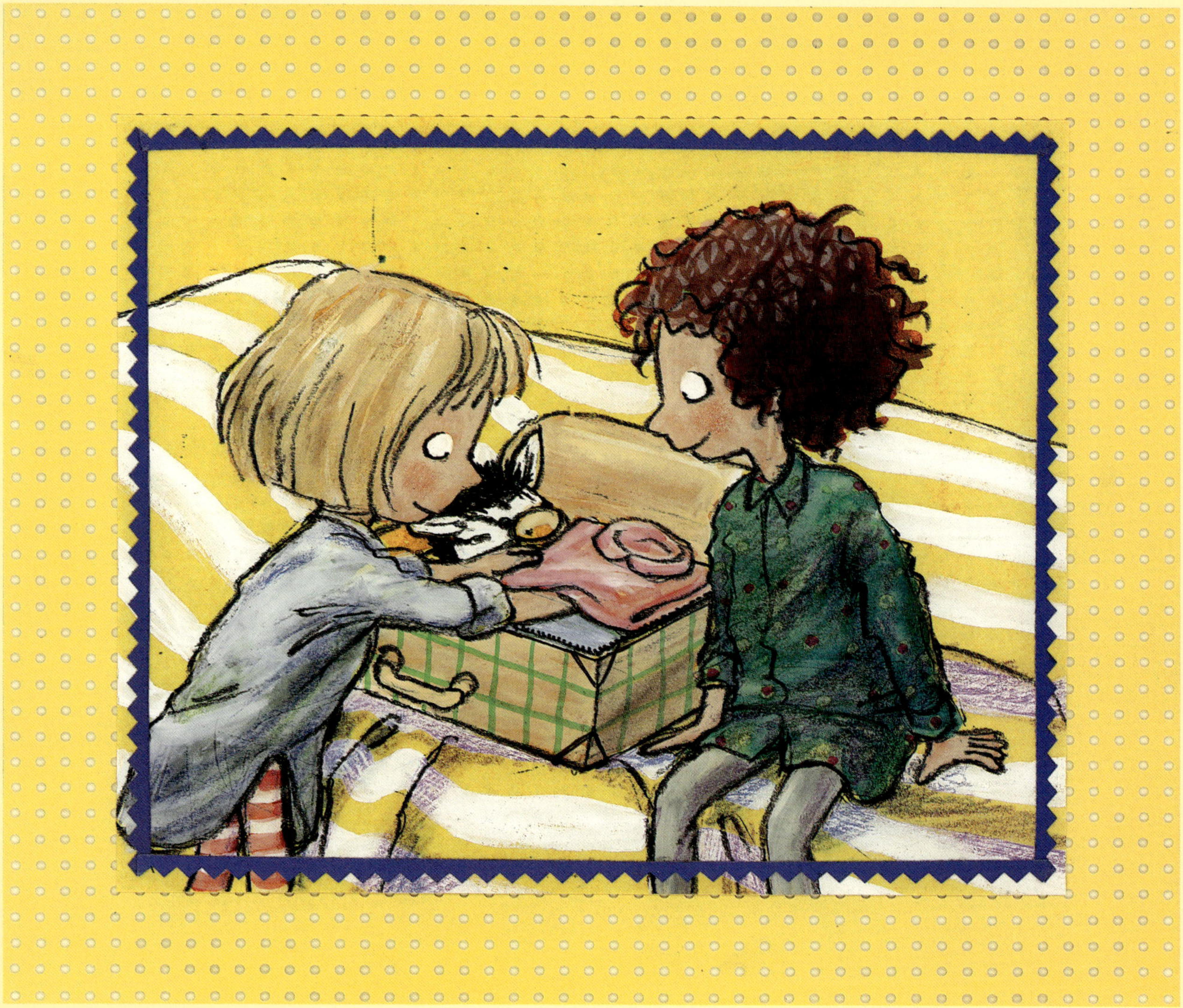

Sofie darf bei Lisa schlafen. Zwei Nächte lang.
Lisa und Sofie tragen den Koffer zum Bett.
Tante Esther ist auch da.
Sie darf nur zusehen, hat Sofie gesagt.
„Ich hab euch nämlich was mitgebracht“, sagt Sofie.
„Ich muss nur schnell den Koffer aufmachen.“
Oben auf den Kleidern liegt Frau Streif, Sofies Stoffzebra.
Die gibt sie niemals weg. Nicht für zehn Millionen!

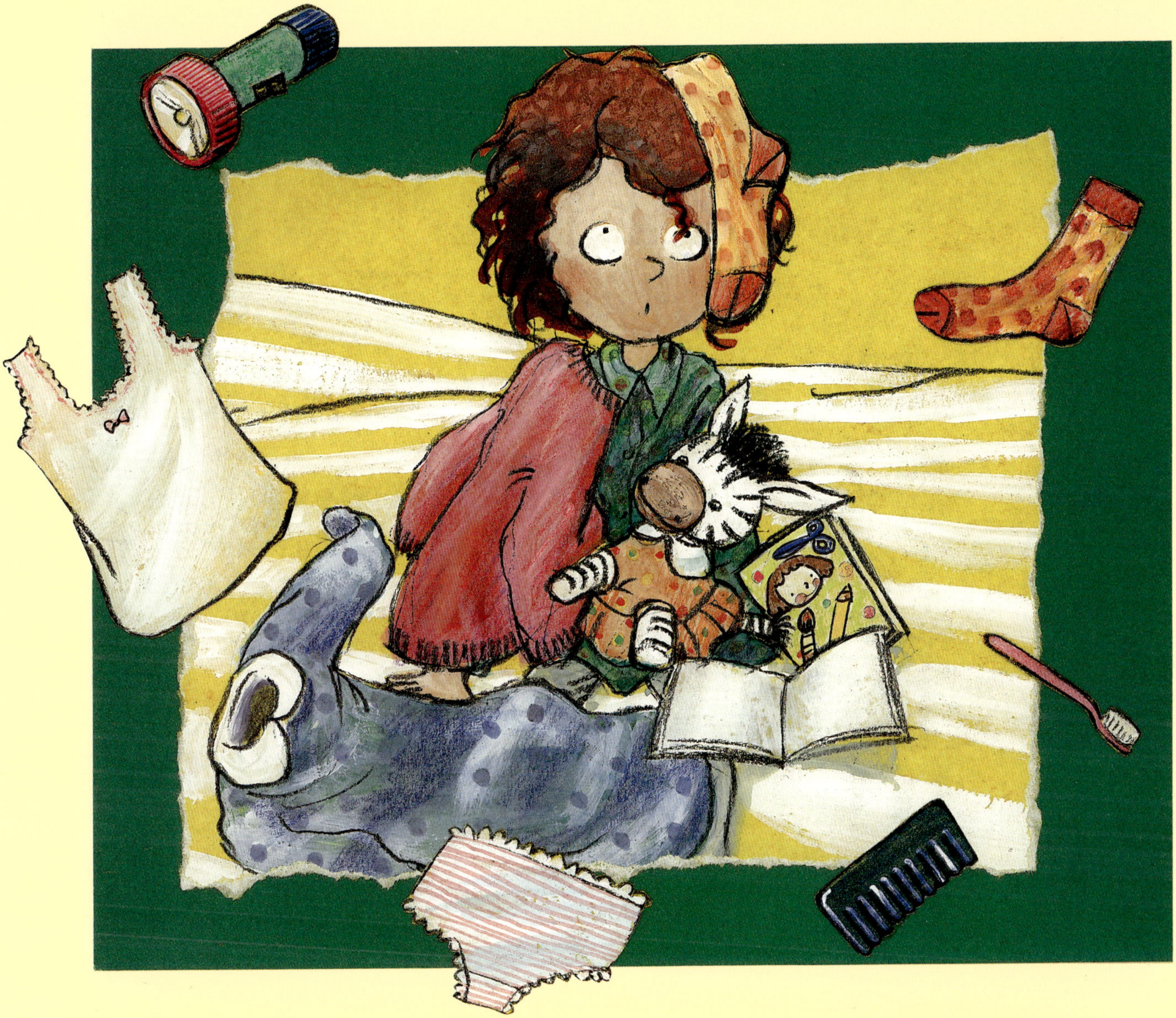

Wie ist das nur möglich? Sofie kann die Päckchen nicht finden!
Mit beiden Händen wühlt sie im Koffer.
Jetzt hat sie aber genug.
Sie wirft einfach alle Sachen durch die Gegend.
Frau Streif fliegt durch die Luft.
Und ein Buch. Und ein Kamm.
Und die Taschenlampe. Und all ihre Kleider.
Eine Socke landet auf Lisas Kopf.

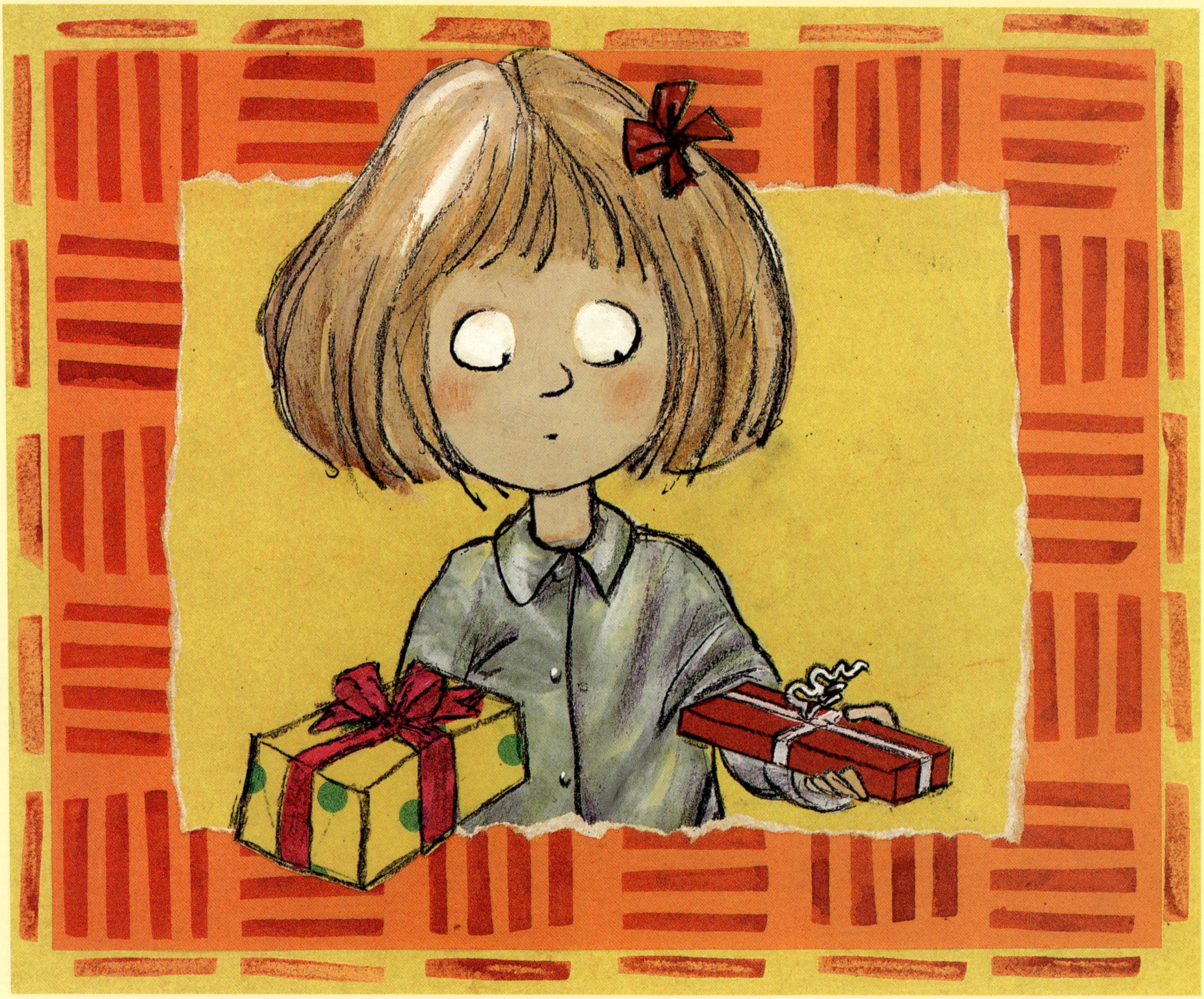

Sofie gräbt bis zum Boden des Koffers.
Da fühlt sie etwas.
Eine Schleife und knisterndes Papier.
Und noch ein zweites Päckchen.
Ein kleines für Lisa und ein kleines für Tante Esther.
Aber welches ist für wen?
Mama hat es ihr extra gesagt.
Aber Sofie weiß es nicht mehr.

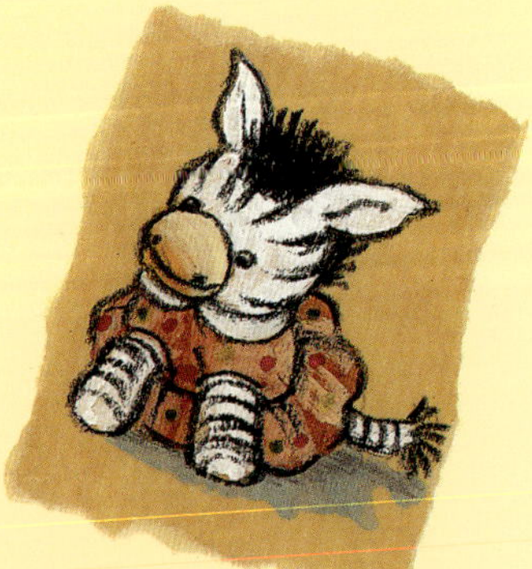

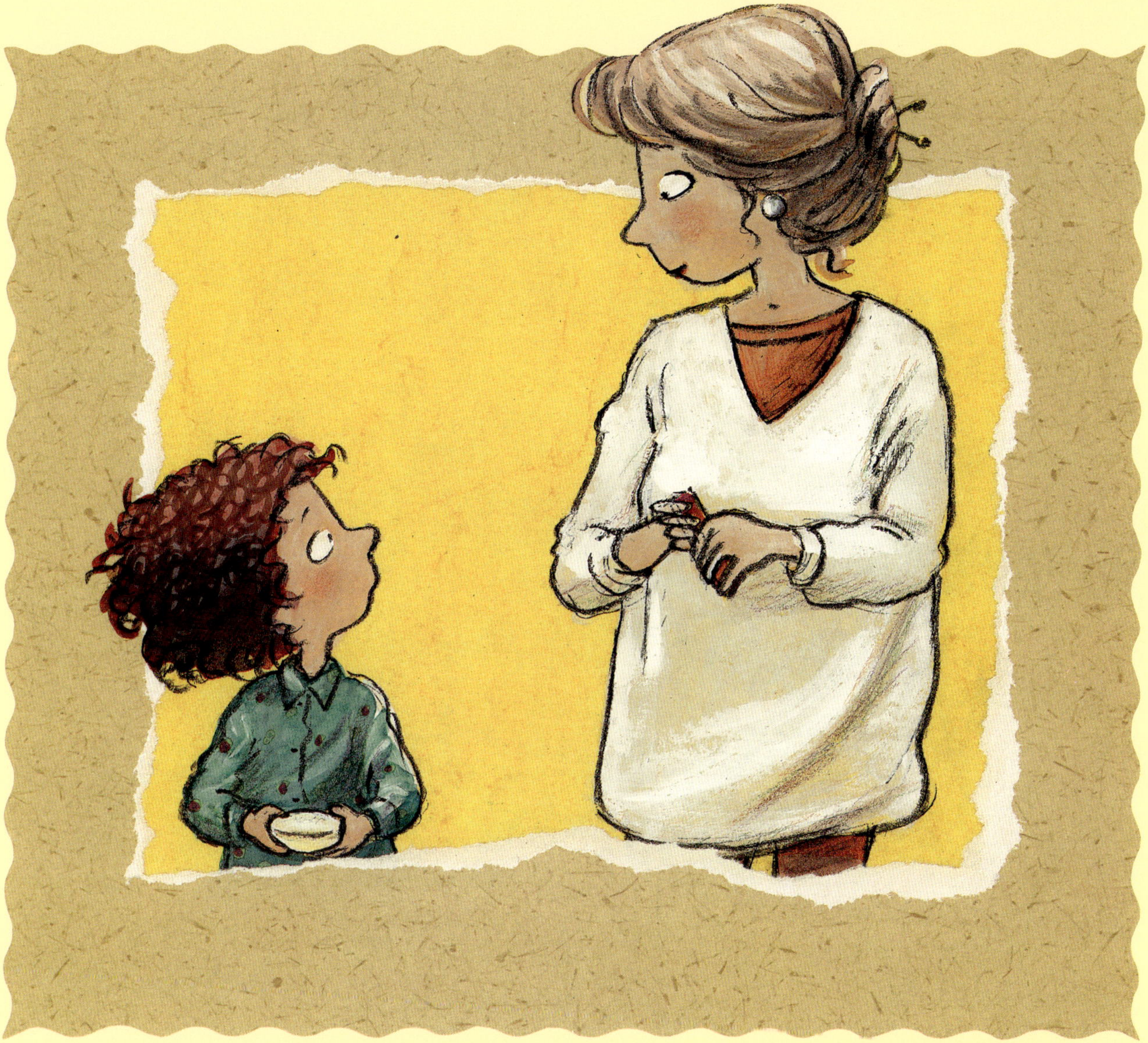

„Nun guck mal an!", sagt Tante Esther. „Ein Schokoladenriegel.
Mit Nüssen. Darauf bin ich ganz wild.
Das wäre aber wirklich nicht nötig gewesen!"
Schnell reisst Lisa ihr Päckchen auf.
„Ach", sagt sie. „Ein Stück Seife. Danke."
Aber sie sieht nicht besonders froh aus.
„Mmhh", sagt Tante Esther. Sie riecht an der Seife.
„Wollen wir tauschen?" – „Gern!", nickt Lisa.

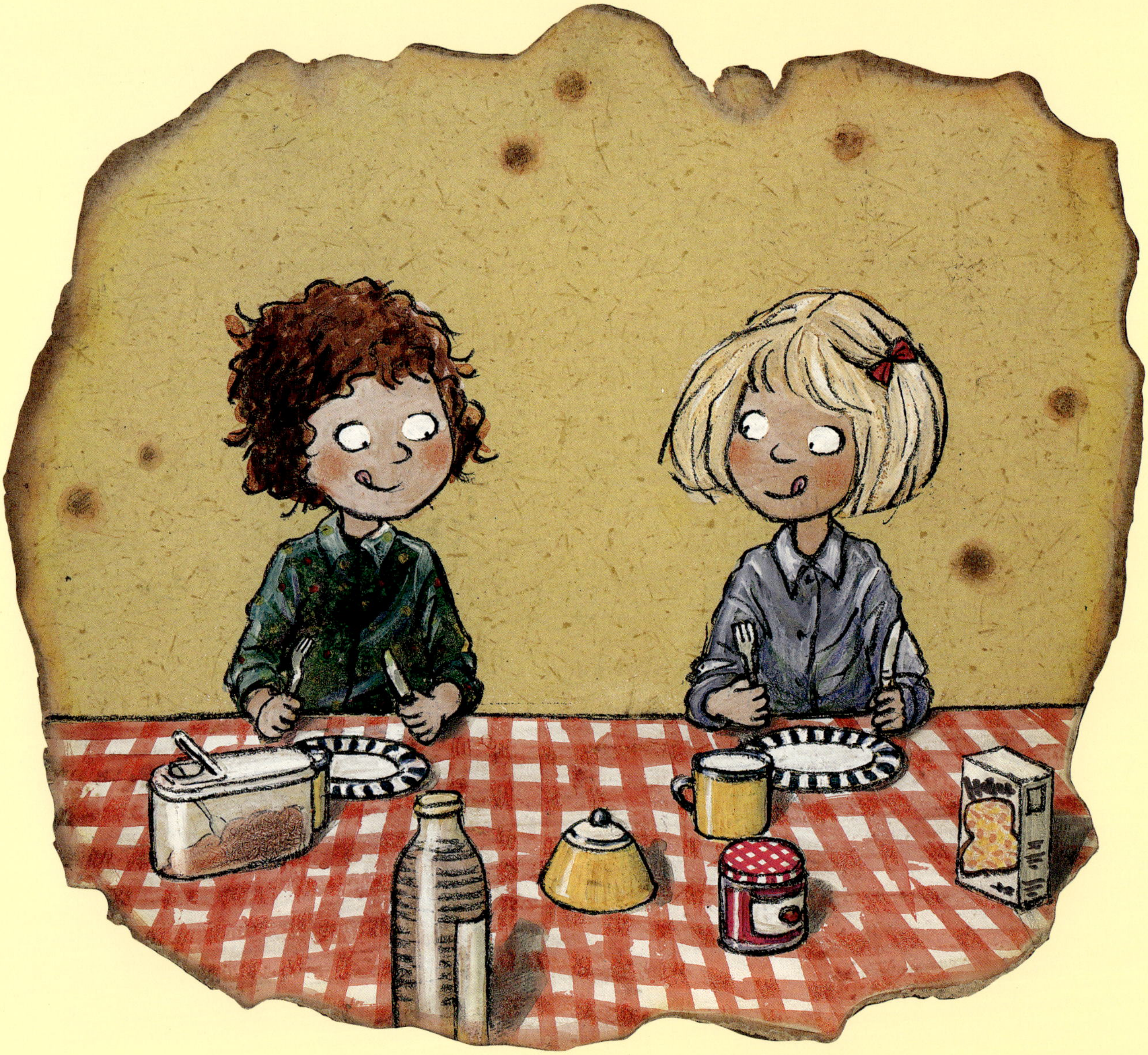

Tante Esther backt einen Pfannkuchen.
Und dann noch einen. Und noch einen. Und noch einen.
Die Pfannkuchen türmen sich haushoch.
Es gibt Pfannkuchen mit Speck oder mit Äpfeln und Rosinen.
Ein kleiner Pfannkuchen schmeckt ein bisschen pappig.
Der war aber missglückt.
Sofie isst ganze sechs Stück. „Puhhh“, stöhnt sie. „Ich kann nicht mehr.
Mein Bauch ist so dick wie ein Ballon.“

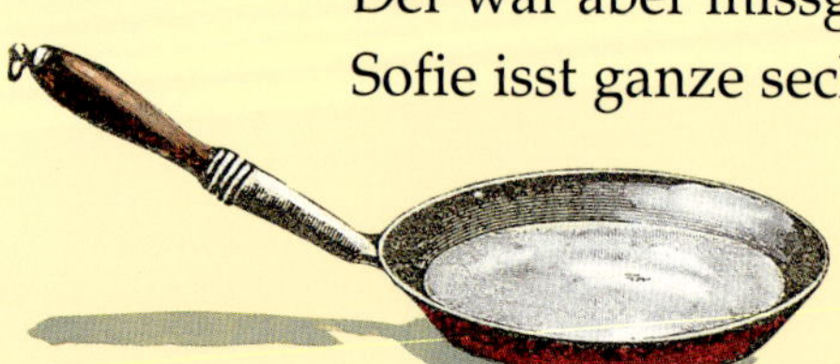

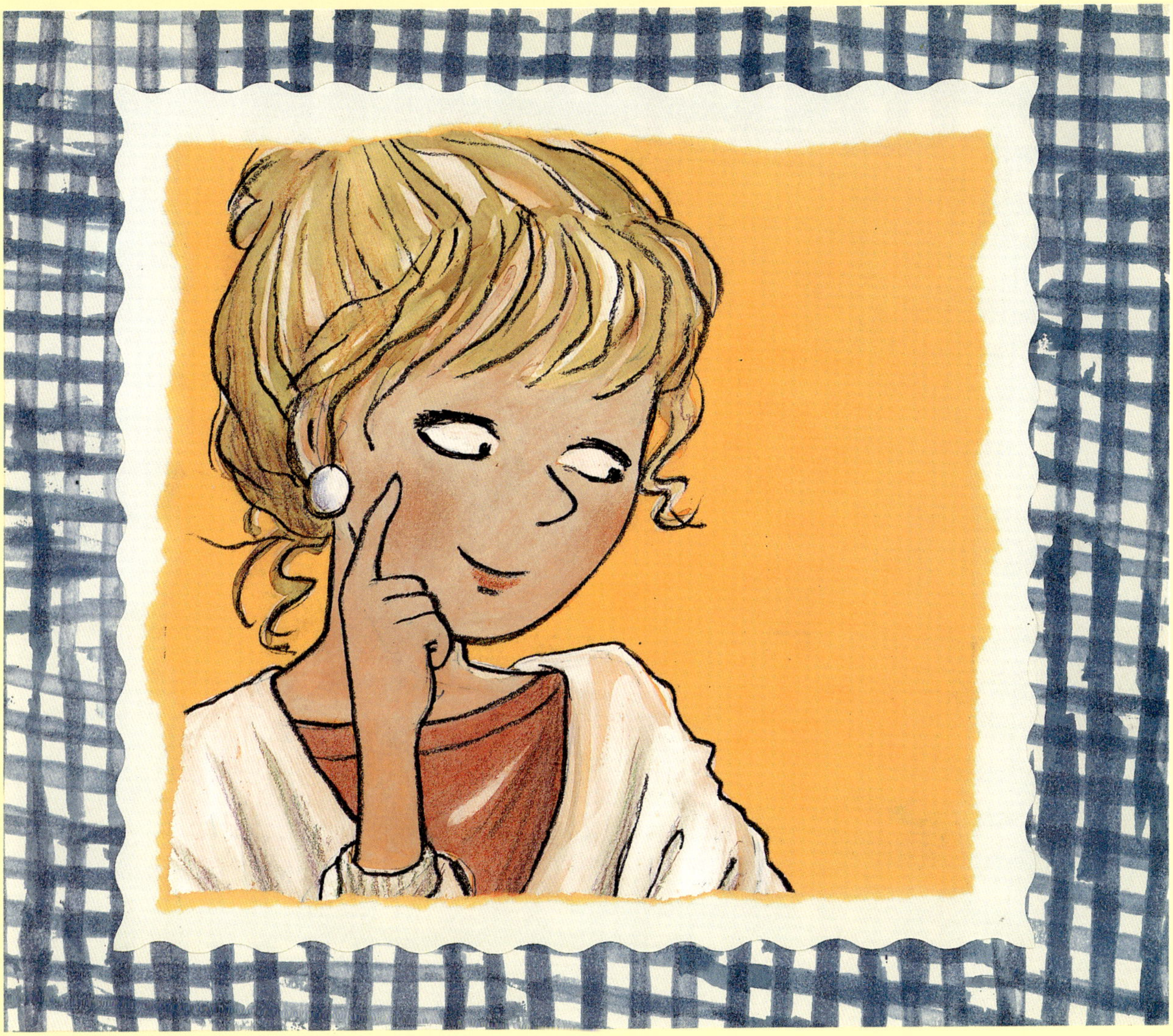

„Dürfen wir jetzt ins Bett gehen?“, fragt Lisa.
Tante Esther traut ihren Ohren nicht.
„Was sagst du da? Du willst ins Bett gehen?
Kommt gar nicht in Frage! Jetzt spielt erst mal schön!“
Schade.
Sofie und Lisa wollen so gern ins Bett gehen.
Nicht um zu schlafen, natürlich nicht! Sondern um rumzualbern!
Leider müssen sie noch ziemlich lange aufbleiben.

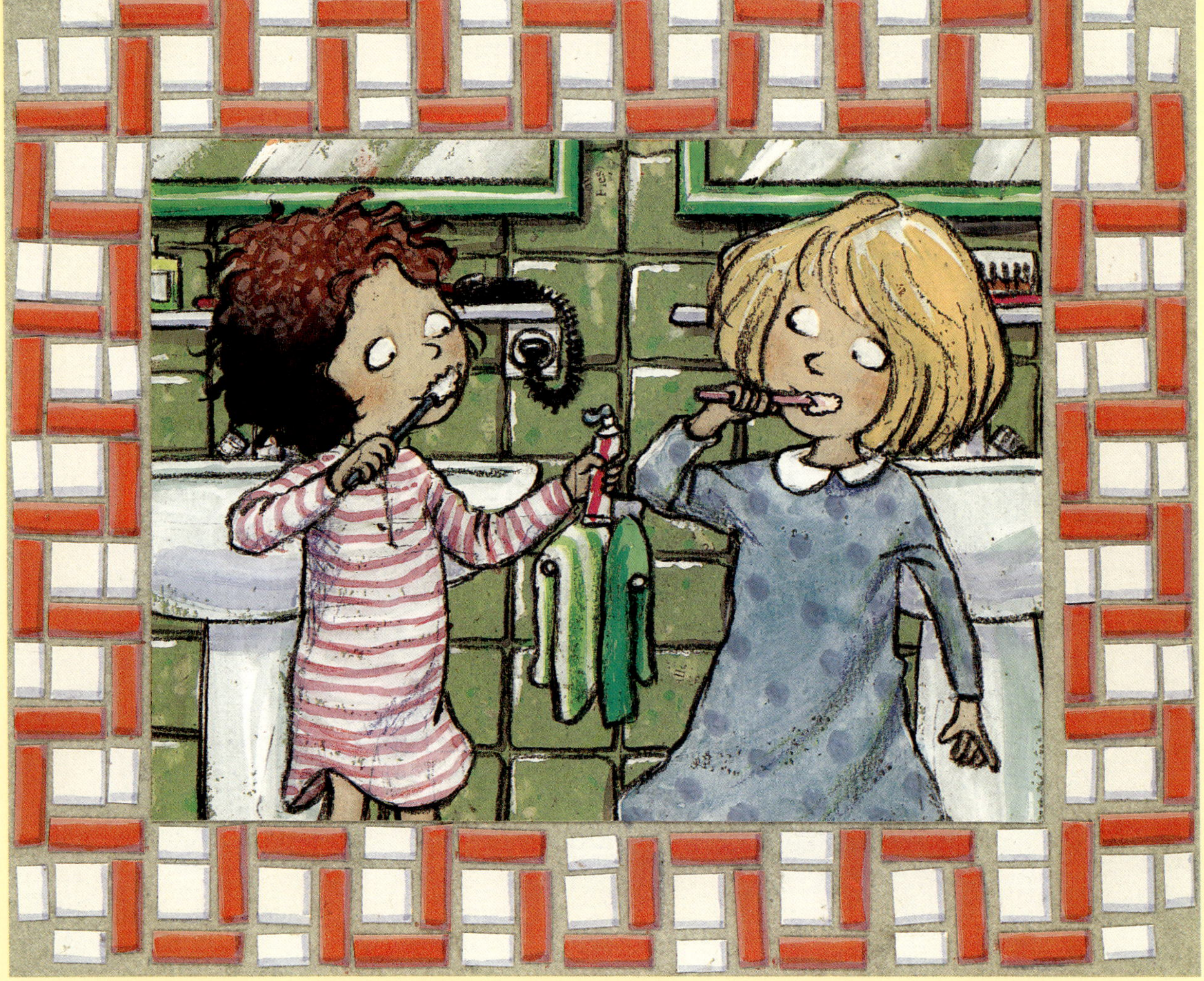

„Hier kommt eine Schlange auf dich zugekrochen“, droht Lisa.
„Pah“, sagt Sofie, „davor hab ich doch keine Angst.“
Lisa drückt kräftig auf die Zahnpastatube.
Ein weißer Wurm schlängelt sich heraus. Aber Sofie achtet gar nicht darauf.
Sie ist plötzlich ganz still geworden. Sie denkt an später.
Bald ist sie allein im Dunkeln.
Vor der Dunkelheit hat sie Angst. Aber das sagt sie nicht.

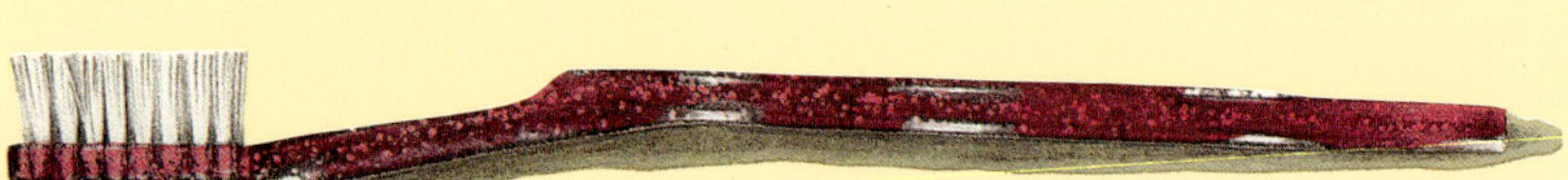

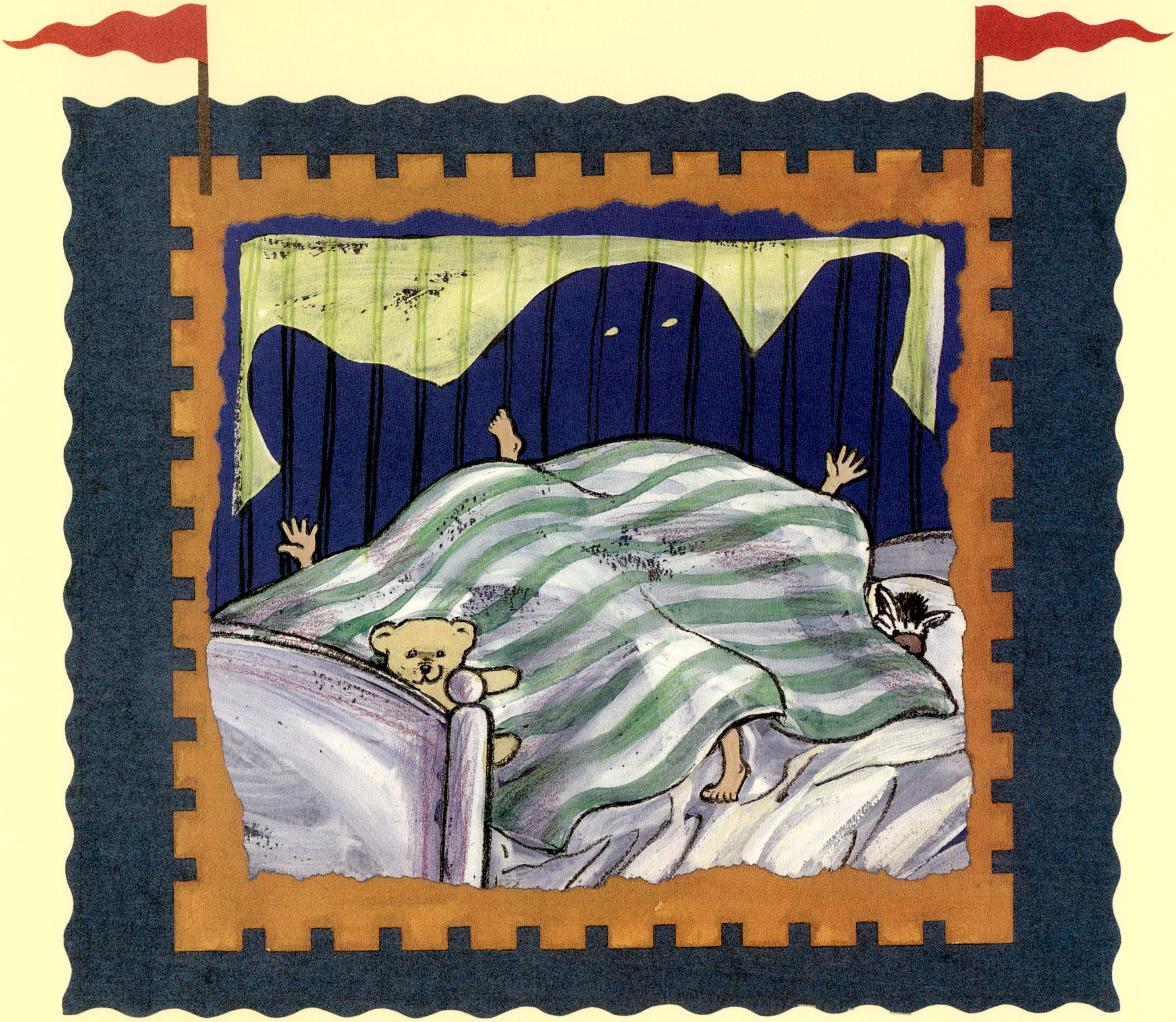

„Komm, wir spielen, dass wir verreist sind“, sagt Lisa.
„Und jetzt ist es Nacht. Und das Bett ist unser Zelt.“ – „Und jetzt?“, fragt Sofie.
Es ist ganz dunkel im Zelt. Und sehr warm.
„Ein Tier schleicht um das Zelt herum“, sagt Lisa.
„Vielleicht eine Kuh?“ Sofie muss lachen.
Sie stellt sich eine schleichende Kuh vor.
„So macht das keinen Spaß“, sagt Lisa.
„Jetzt denk du dir was aus.“

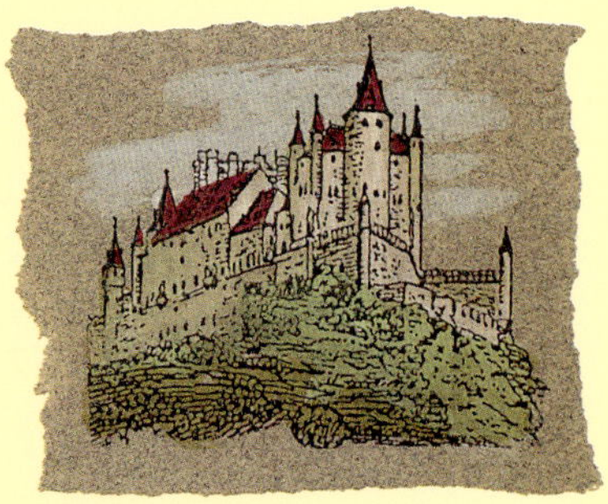

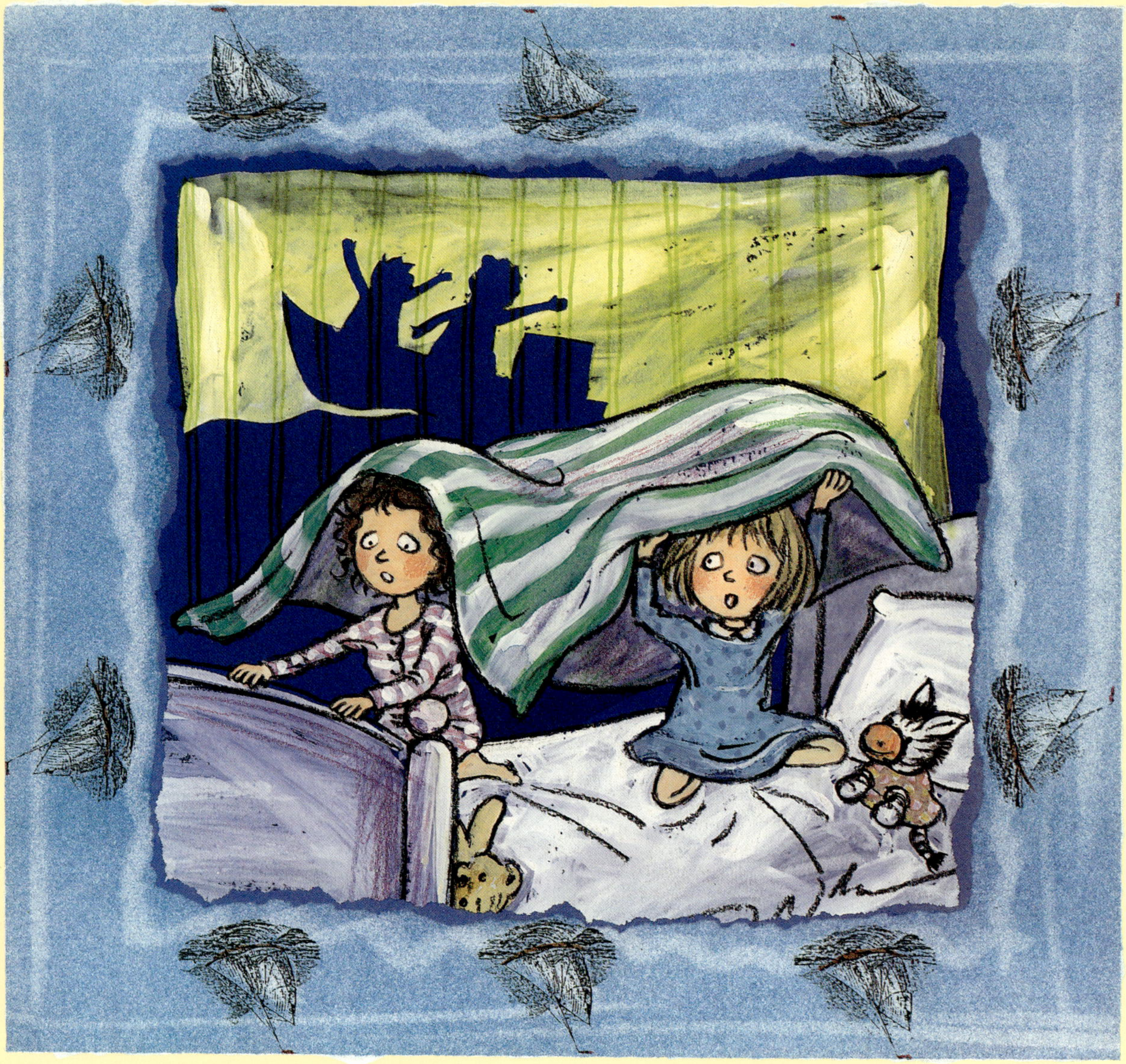

Das Bett, das eben noch ein Zelt war, ist jetzt ein Boot.
Zuerst wiegt sich das Boot sanft auf dem ruhigen Meer.
Aber dann... Huiiii! Huuiiiiii!
Ein Sturm kommt auf.
Das Boot schaukelt wie wild hin und her und die Planken krachen.
„Hilfe!“, schreit Sofie. „Wir sinken!
Um uns herum schwimmen hundert Haifische!
Gleich fressen sie uns auf!“

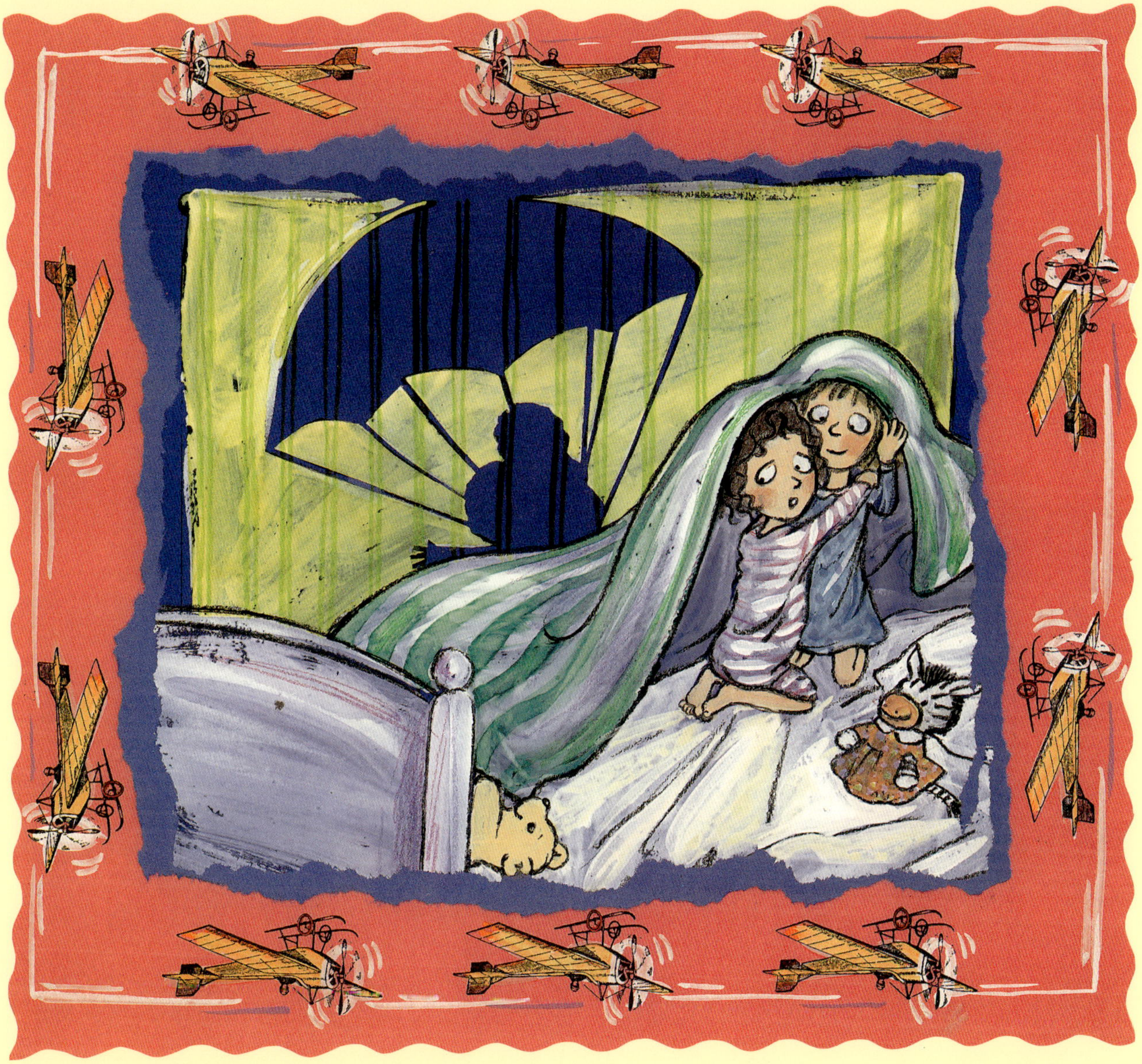

Aber nun ist das Bett ein Flugzeug.
Sofie und Lisa sind Helden.
Sie retten Menschen in Not.
„Da braucht jemand unsere Hilfe!“ Lisa zeigt mit dem Finger nach unten.
Die zwei Helden springen aus dem Flugzeug.
„He“, sagt Sofie, „jetzt ist ja gar kein Pilot mehr im Flugzeug!“
Mit einem großen Sprung landen sie wieder im Cockpit.
Das sind echte Helden!

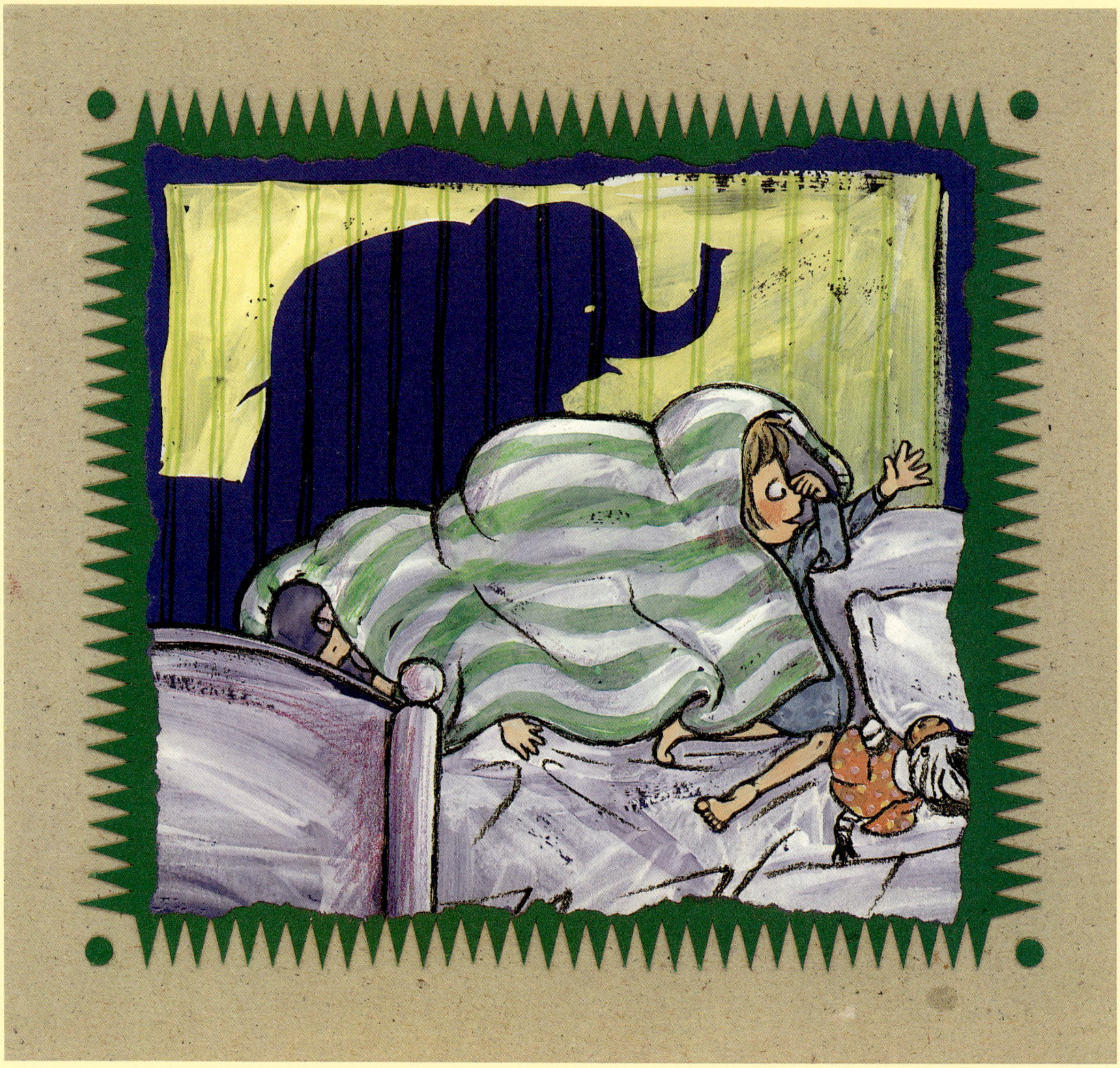

Das Bett ist sicher gelandet. Genau in einer Zirkusmanege.
„Guck mal“, sagt Lisa. „Ich bin ein Elefant.“
„Ein Elefant?“, fragt Sofie. „Wieso?“
„Sieh doch mal an die Wand“, sagt Lisa.
Lisas Schatten ist der Kopf. Und ihr Arm ist der Rüssel.
„Du bist nur halb fertig“, sagt Sofie.
Sie kriecht unter die Daunendecke.
Zusammen sind sie ein ganzer Elefant.

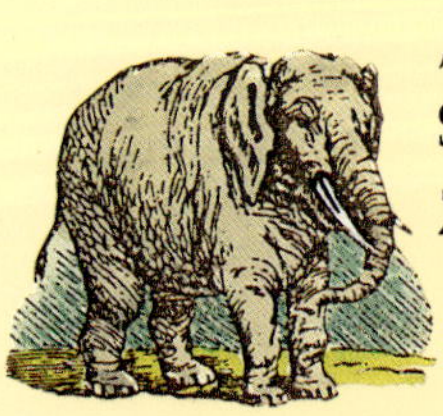

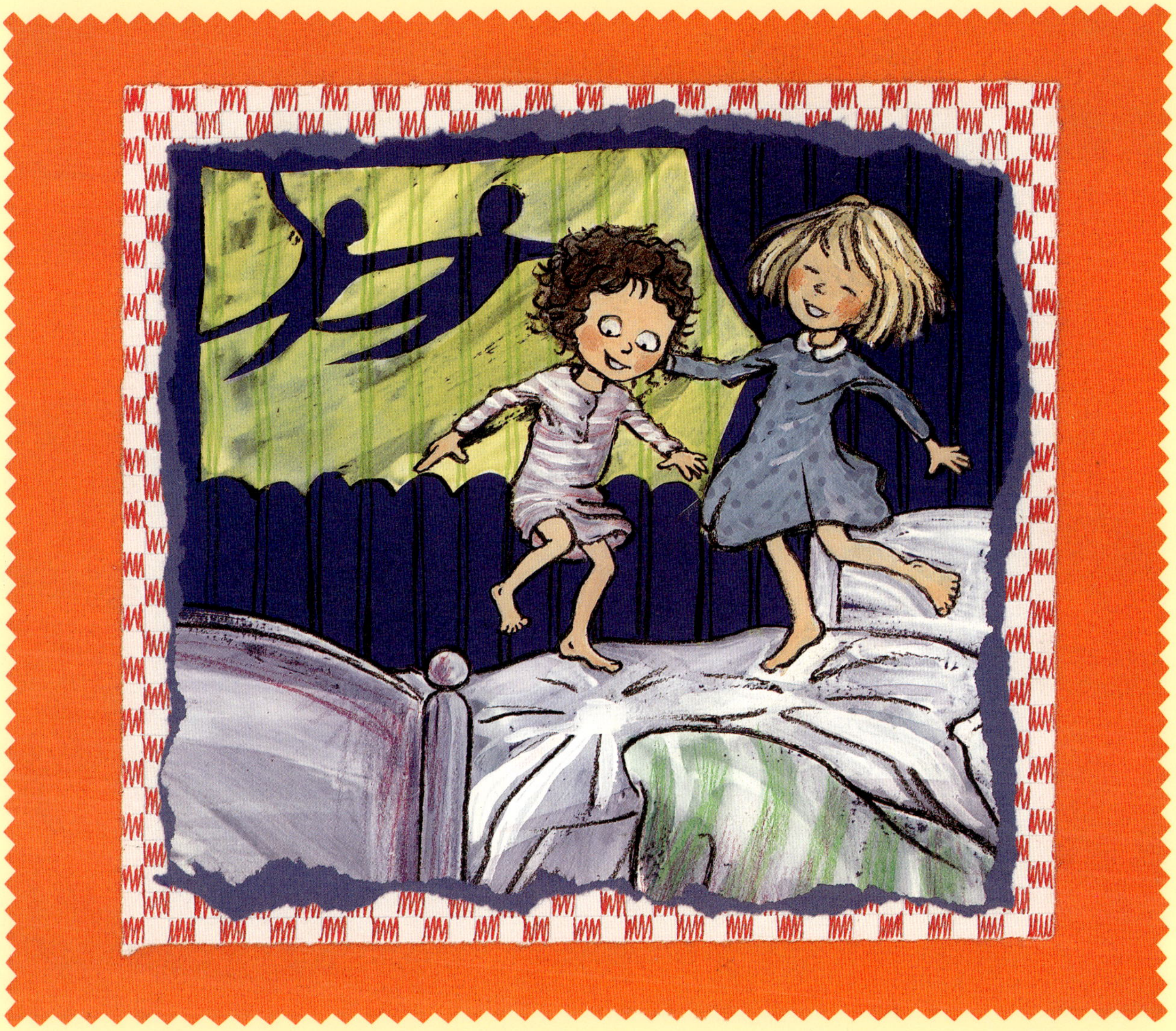

Sofie und Lisa machen Kunststücke. Sie springen hoch in die Luft.
Mit den Köpfen stoßen sie fast gegen die Zimmerlampe.
„Und nun ist Schluss mit der Vorstellung“, ruft auf einmal eine Stimme.
Es ist Tante Esthers Stimme.
Sie haben sie gar nicht hereinkommen hören.
„Jetzt brechen wir das Zelt ab“, sagt sie.
„Ruhe jetzt.
Sonst dürft ihr nicht mehr in einem Bett liegen.“

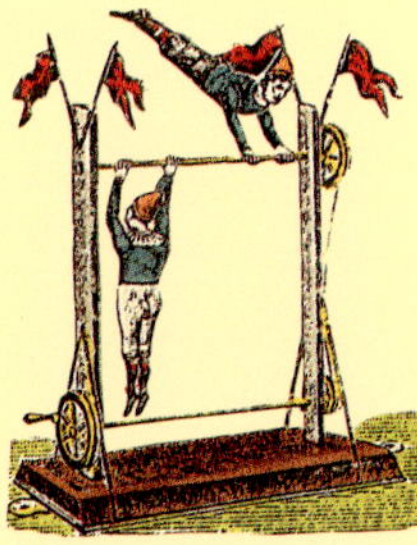

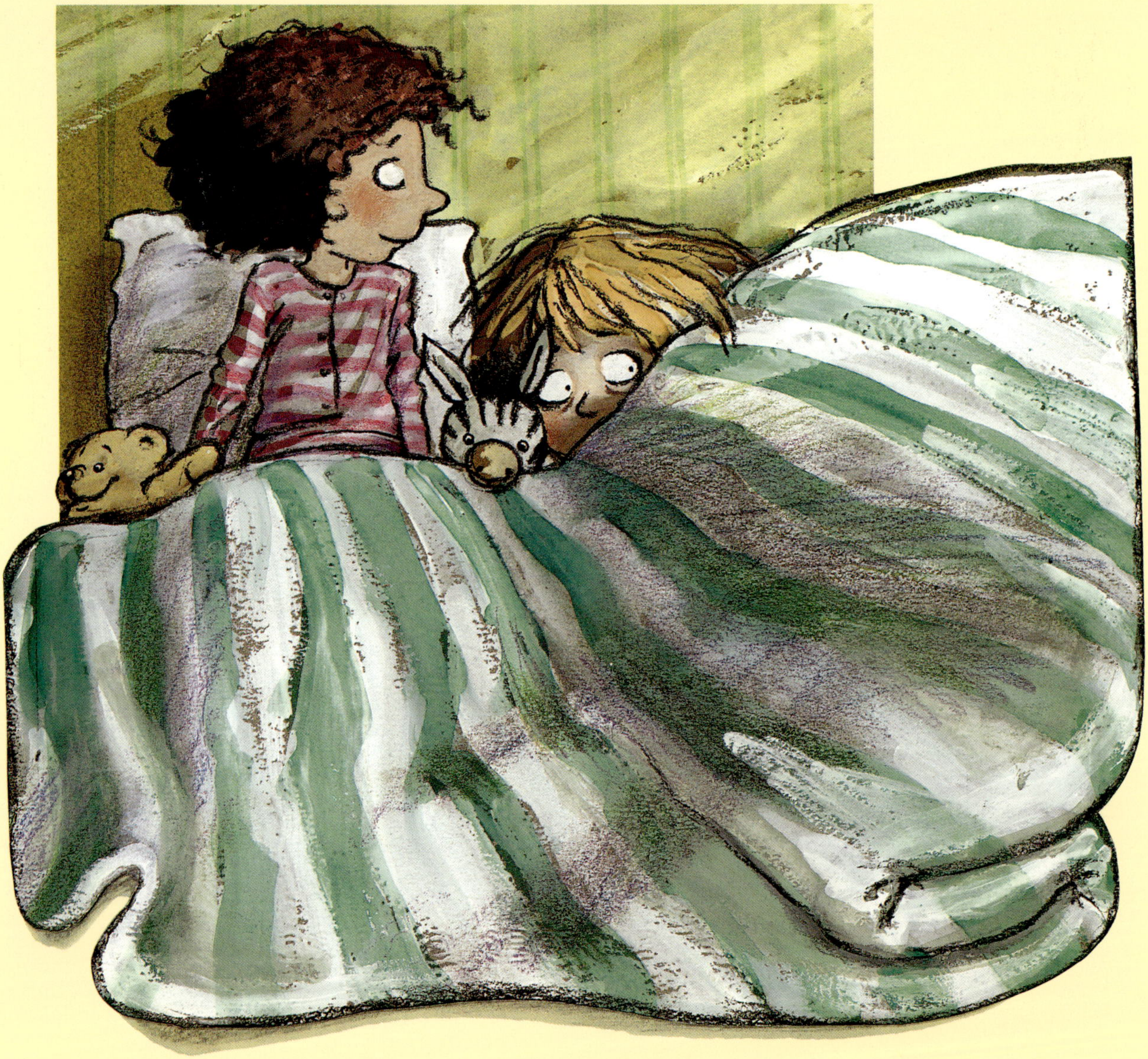

„Tu jetzt bloß nicht so, als ob du schläfst", sagt Lisa.
Aber Sofie tut nicht so, als ob sie schläft.
Sie denkt: Gleich muss ich in mein eigenes Bett.
Dann bin ich mit der Nacht allein.
Ich trau mich nicht zu sagen,
dass ich davor Angst habe.
Lisa lacht mich bestimmt aus.
Die fürchtet sich vor nichts.

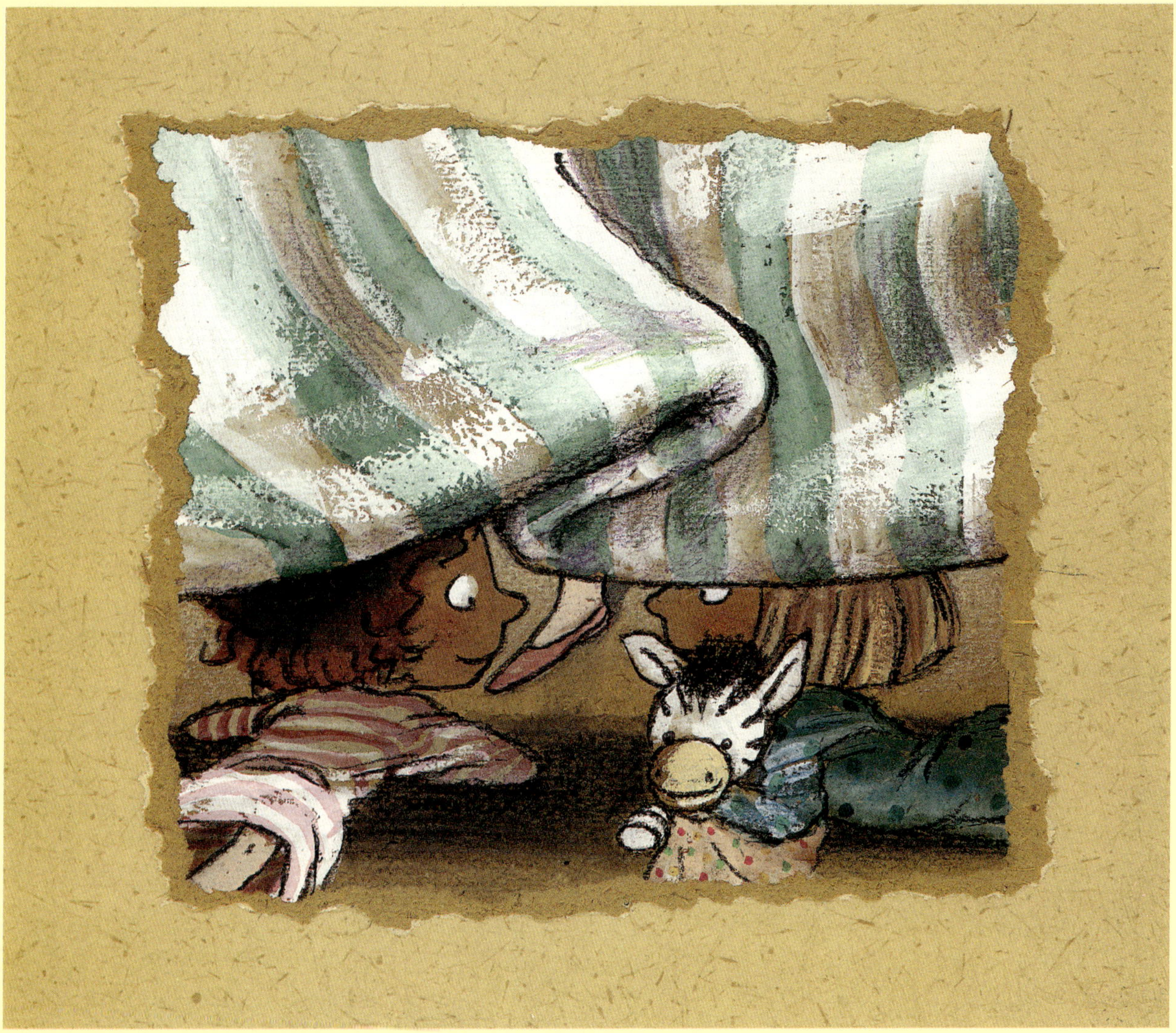

„He, sag mal was!“ Lisa gibt Sofie einen Stubs.
Sofie stubst zurück.
Mit einem Schrei fällt Lisa aus dem Bett.
Sie landet mit einem Bums auf dem Boden.
Gleich darauf hört man energische Schritte die Treppe heraufkommen.
„Schnell, versteck dich mit mir unterm Bett!“
Kurz darauf sehen sie zwei halbe Beine hin und her laufen.
„Hm“, seufzt Tante Esther, „wo sind sie denn jetzt wieder?“

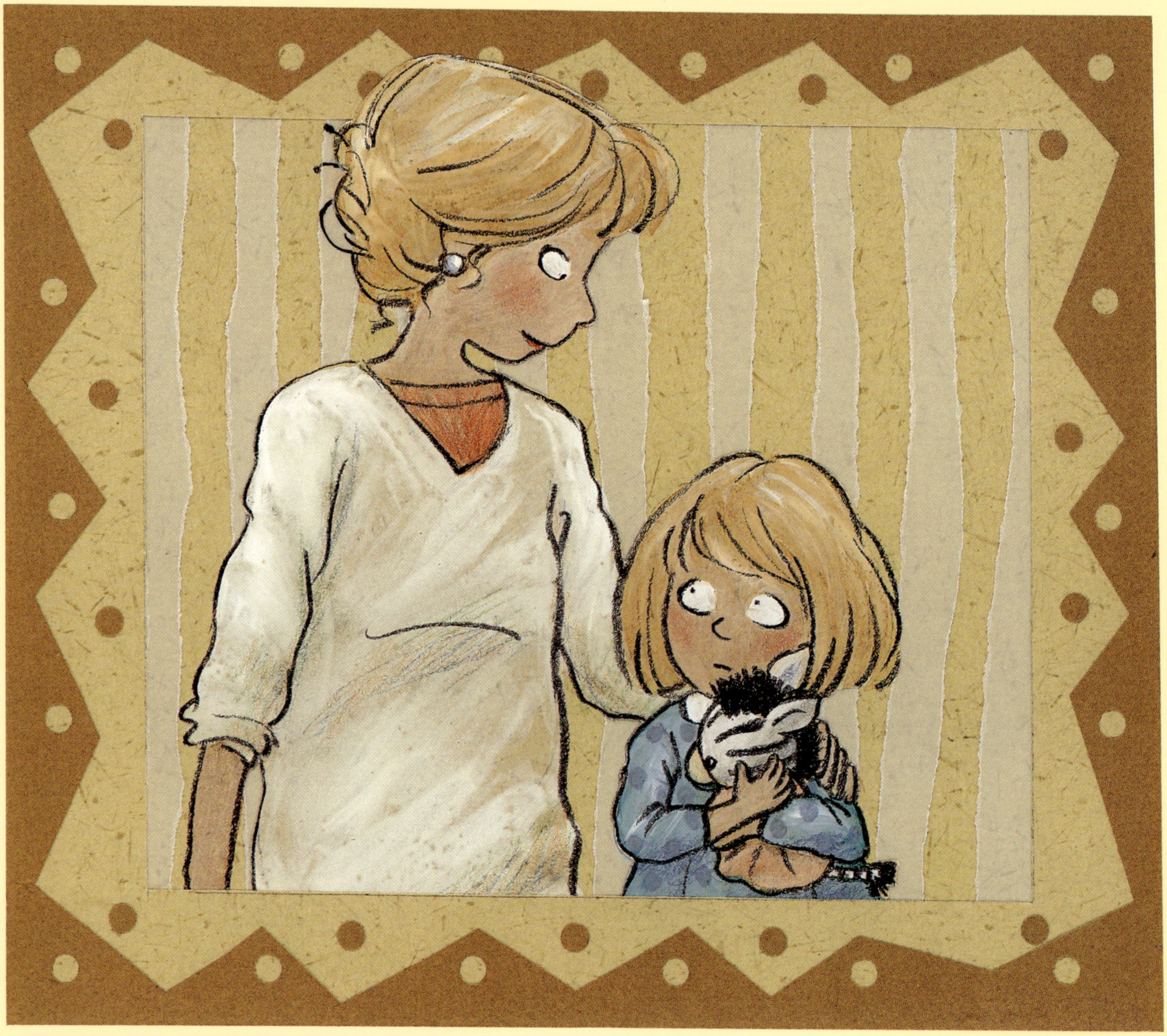

„Komm, ich bringe dich in dein Zimmer“, sagt Tante Esther.
„Gute Nacht“, ruft Lisa. „Bis morgen!“
Sofie zuckt nur die Schultern.
„Ich bin dir nicht böse, das weißt du doch, oder?“, fragt Tante Esther.
Ja, das weiß Sofie.
Sie denkt an ein fremdes Bett in einem fremden Haus.
An die schwarze Nacht, die auf der Lauer liegt.
Und dann wird Sofie still. Ganz still.

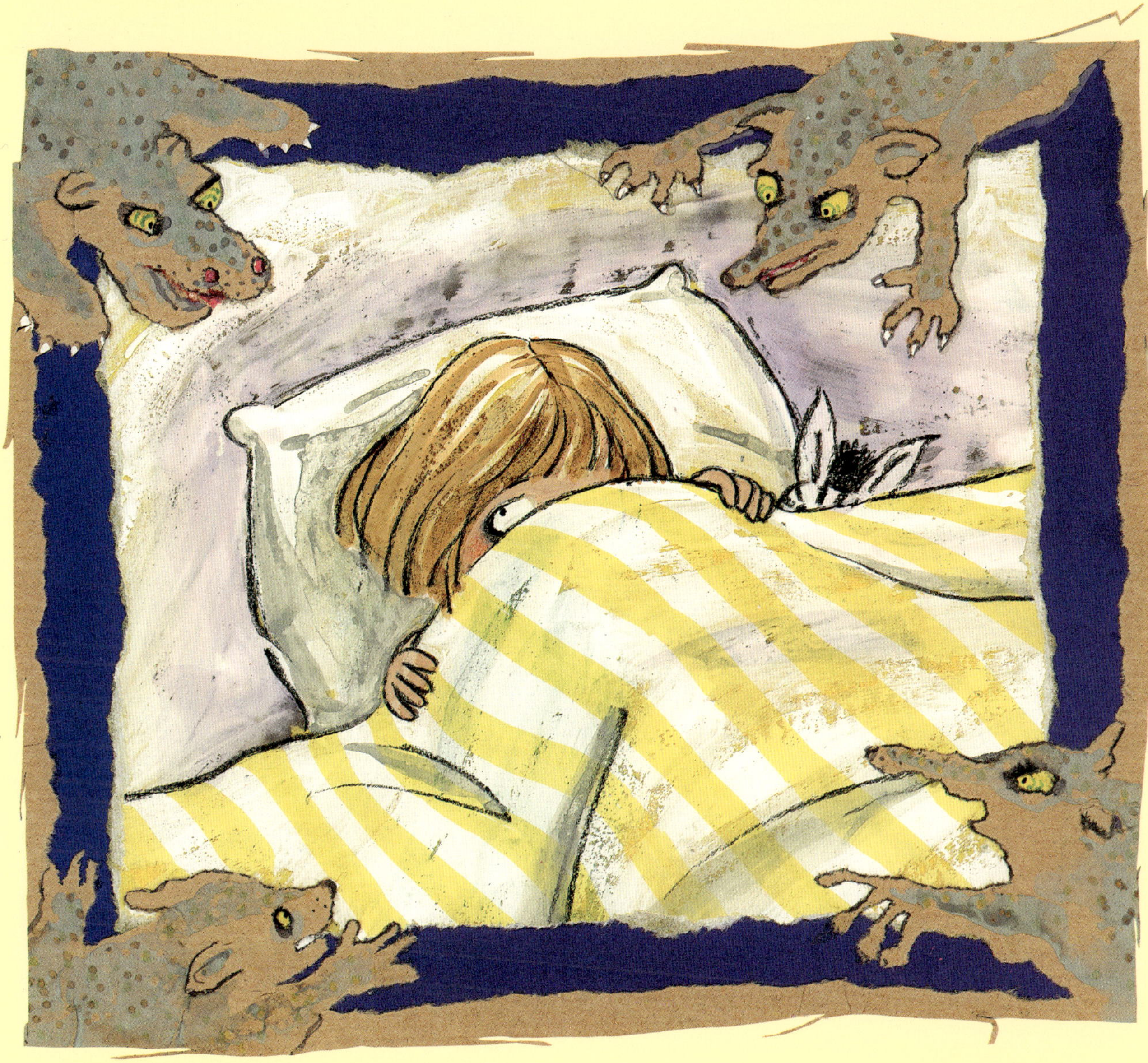

Jetzt ist es soweit.
Tante Esther schließt die Tür hinter sich,
und schon geht es los.
Es ist, als ob Sofie mit Angst vollläuft.
Sie kriecht ganz tief unter ihre Decke.
Und drückt Frau Streif fest an sich.
Gleich fängt das Gepolter an.
Schreckliche Gruselmonster werden die Arme nach ihr ausstrecken...

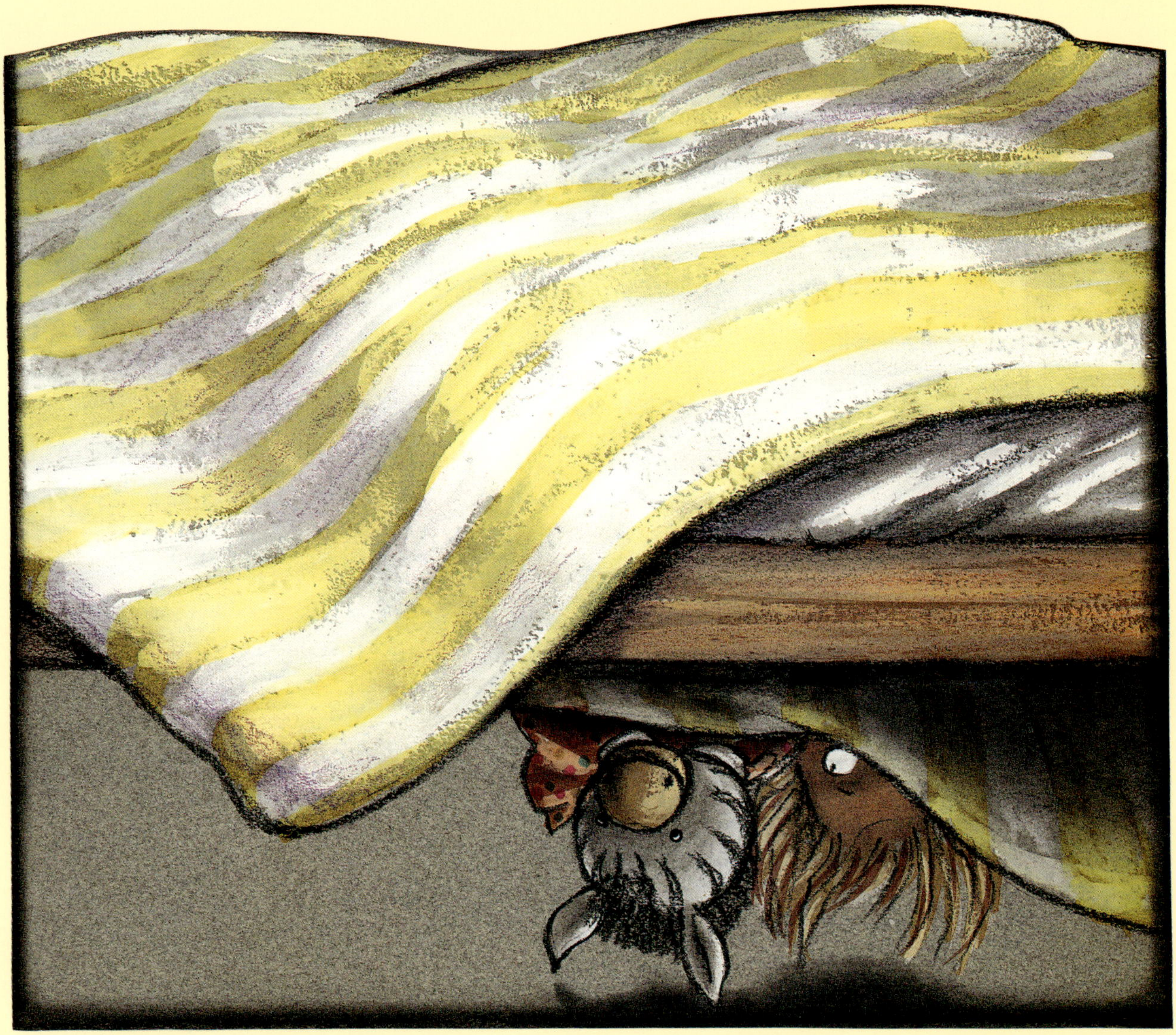

„Vielleicht liegen sie unter dem Bett auf der Lauer.
Guck du mal schnell nach“, flüstert Sofie.
In großem Bogen fliegt Frau Streif durch die Dunkelheit.
Sofie hält sie an der Schwanzspitze fest.
Mit der Nase zeigt sie unters Bett.
Elastisch fliegt sie wieder zurück.
„Und?“, fragt Sofie, „Liegen sie auf der Lauer?“
Frau Streif schweigt. Aber Sofie ist nicht beruhigt.

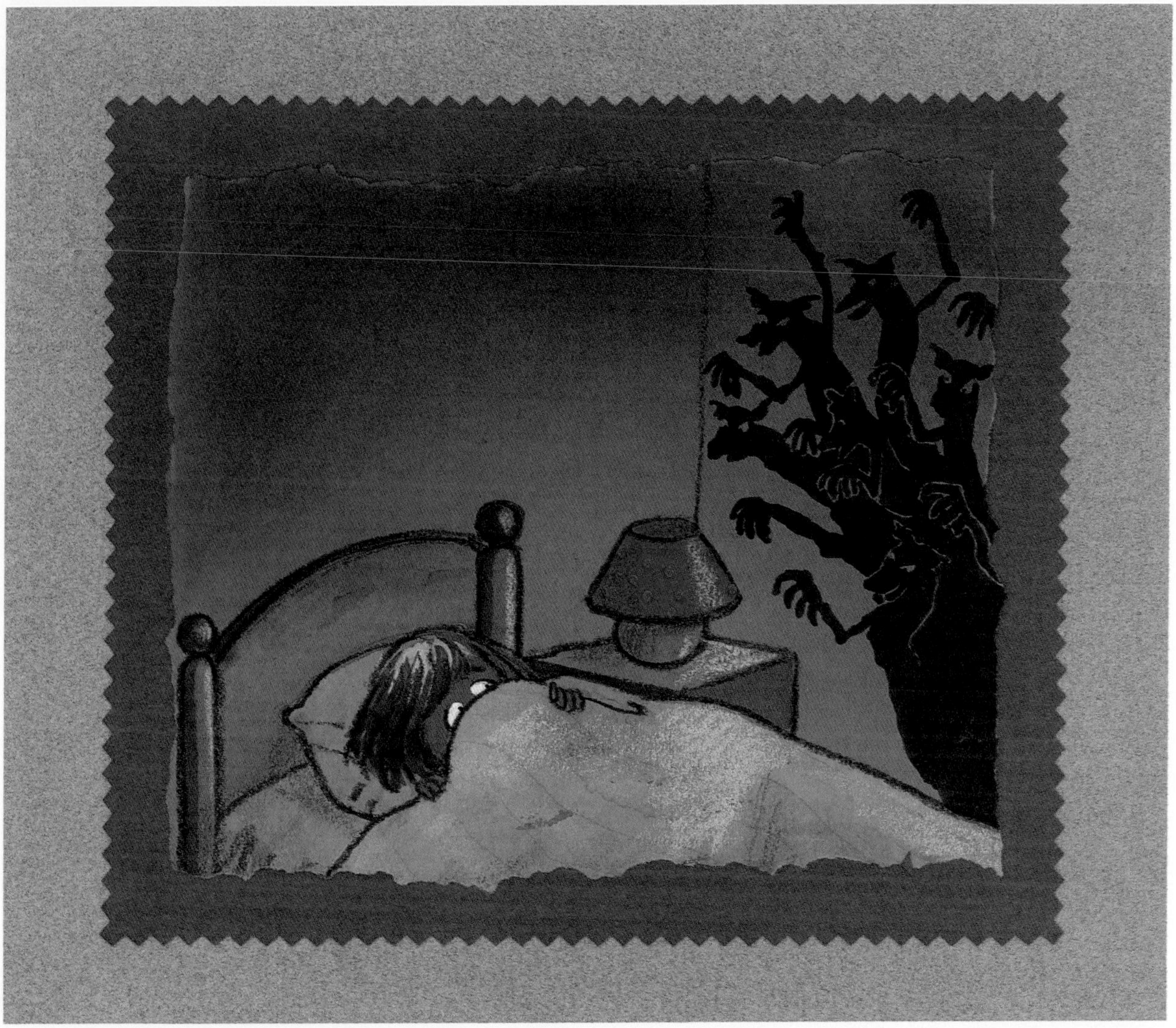

Ganz, ganz langsam öffnet Sofie die Augen.
Auf einmal fängt ihr Herz wie wild zu schlagen an.
In der Ecke des Zimmers bewegt sich etwas!
An der Wand sieht sie einen Schatten.
Ein Monster mit sieben Köpfen!
Da steht es und wartet auf sie.
Vierzehn Klauen strecken sich nach ihr aus.
Schnell verkriecht sie sich hinter Frau Streif.

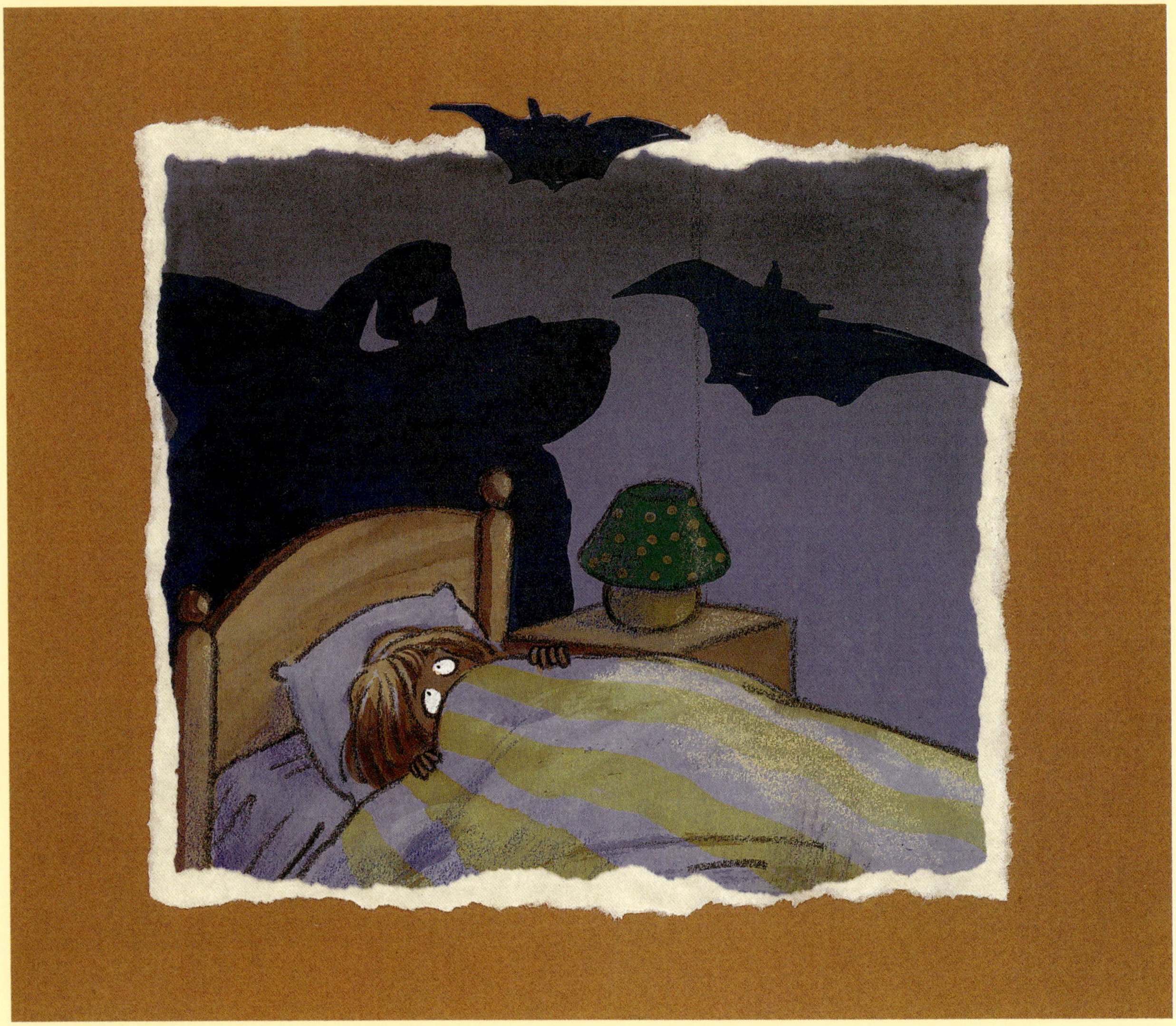

Sofie schreit vor Angst beinahe laut auf.
In der anderen Ecke schwebt ein schwarzes Gespenst.
Mit einem einzigen glühenden Auge starrt es sie an.
Der Mund ist zu einem hämischen Grinsen verzogen.
Sofie denkt: Jetzt kommen sie, um mich zu holen.
Sie wollen mich in die tiefste Nacht entführen.
Da ist es kalt, und dort wird es nie mehr Tag.
Sofie hat noch niemals solche Angst gehabt.

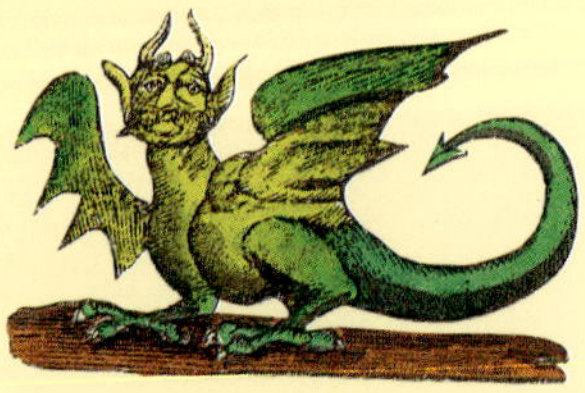

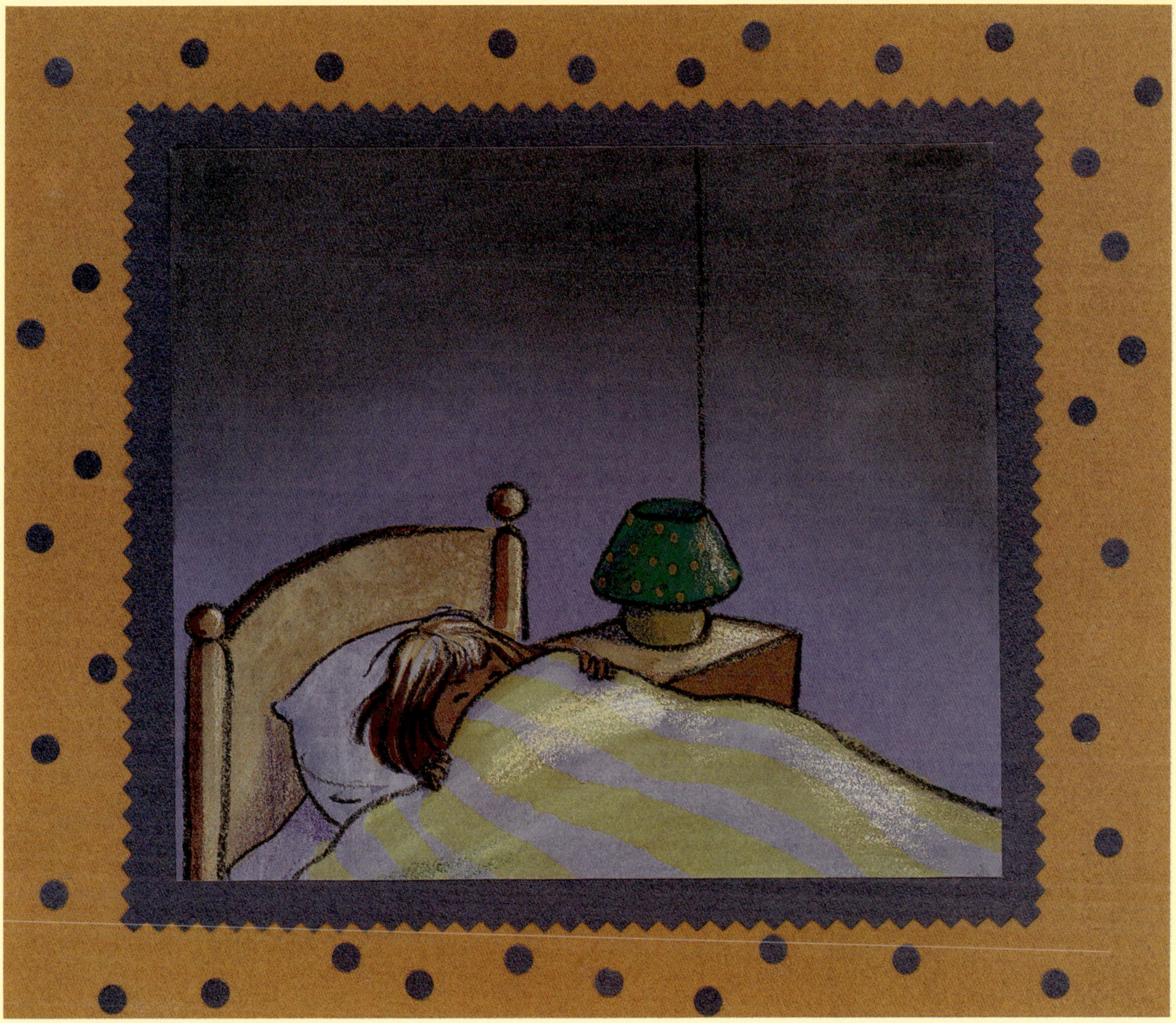

Sofie kneift die Augen zusammen.
So fest, dass kleine Sterne vor ihren Augen herumtanzen.
Wär ich doch nur zu Hause, denkt sie.
Bei meinen Kuscheltieren.
Wenn Mama nur hier wäre!
Ich trau mich nicht, Tante Esther zu rufen.
Vielleicht wacht Lisa dann auch auf. Und lacht mich aus...
Sofie möchte gern groß und stark sein.

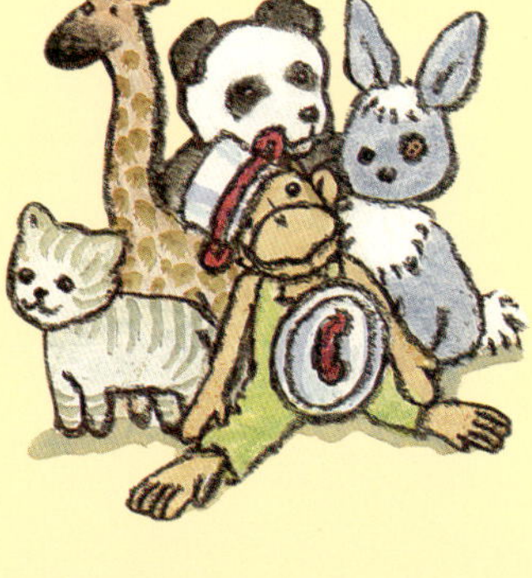

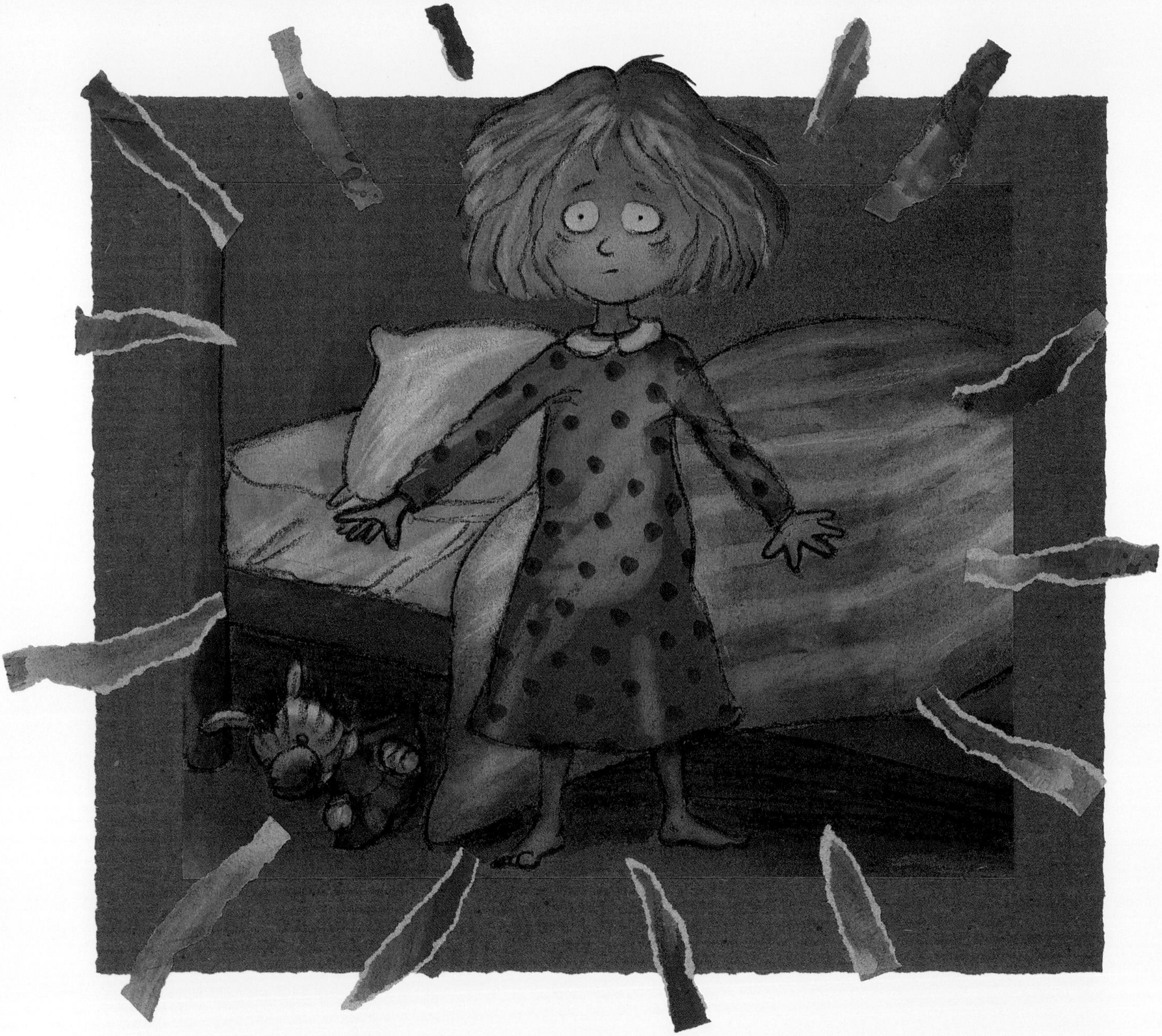

Einmal schläft Sofie kurz ein.
Aber auch in ihren Träumen ist sie nicht sicher.
Sie hat einen Alptraum mit zwanzig Haifischen.
„Nein", stöhnt Sofie. Und wird von ihrem Stöhnen wach.
Vom Schlafen ist sie noch ein bisschen benommen.
Sie denkt: Ich gehe zu Mama rüber.
Sie klettert aus dem Bett. Dann ist sie auf einmal hellwach.
Wo bin ich? Das ist ja gar nicht mein Zimmer!

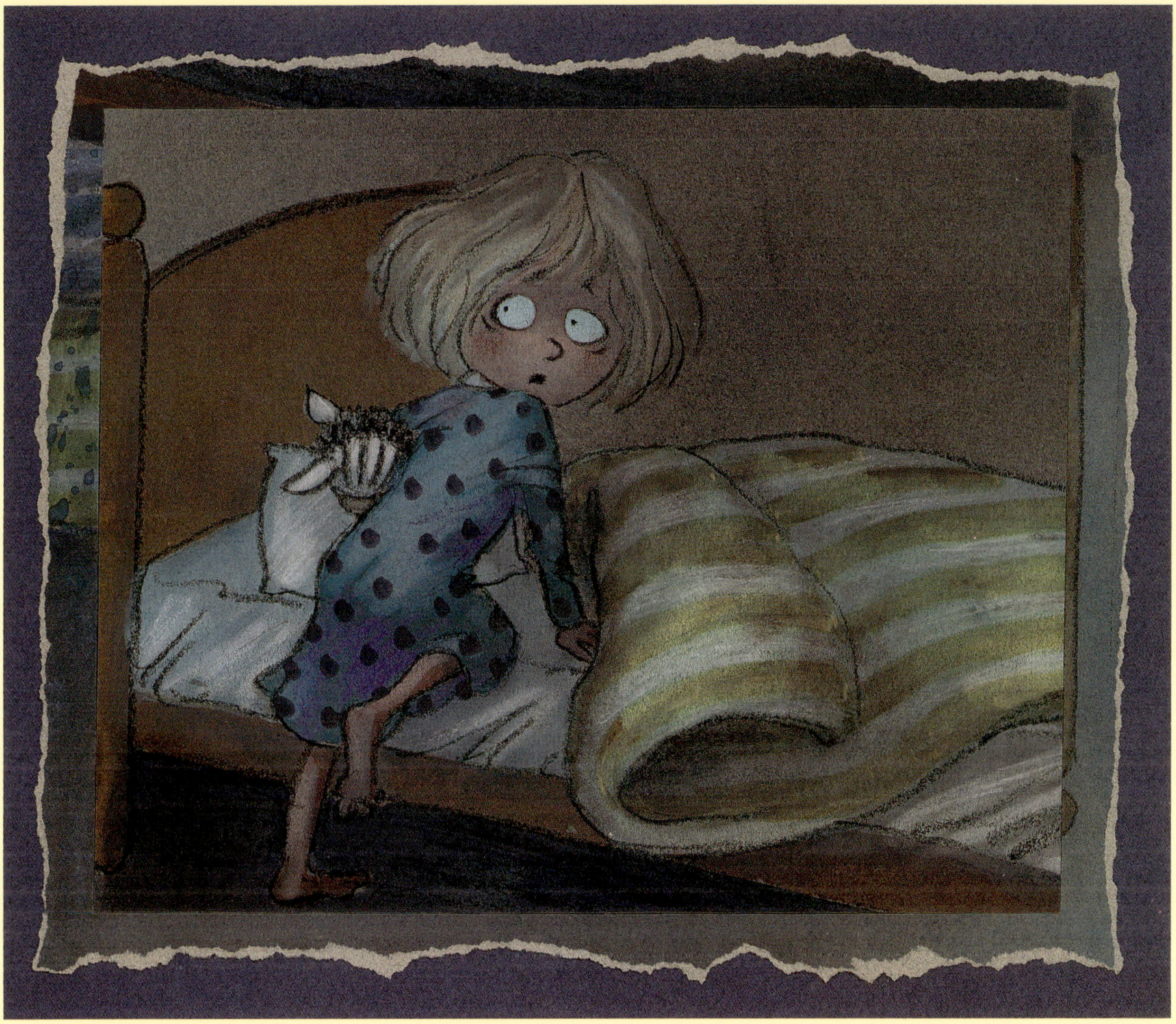

Sofie fällt wieder ein, wo sie ist.
Bei Lisa und Tante Esther. Das stimmt.
Sie muss selbst ein bisschen über sich lachen.
Sie geht wieder ins Bett. Aber was ist das?
Sie hört, wie die Treppe knarrt.
Jemand schleicht herauf. Was soll sie nur tun?
Auf einmal fällt ihr der Koffer ins Auge.
Schnell springt sie wieder aus dem Bett.

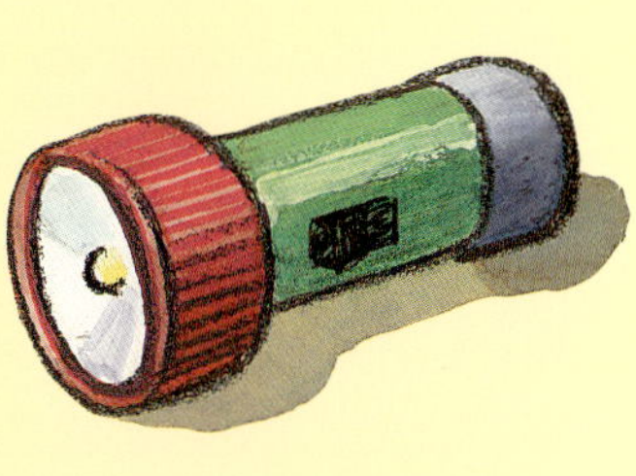

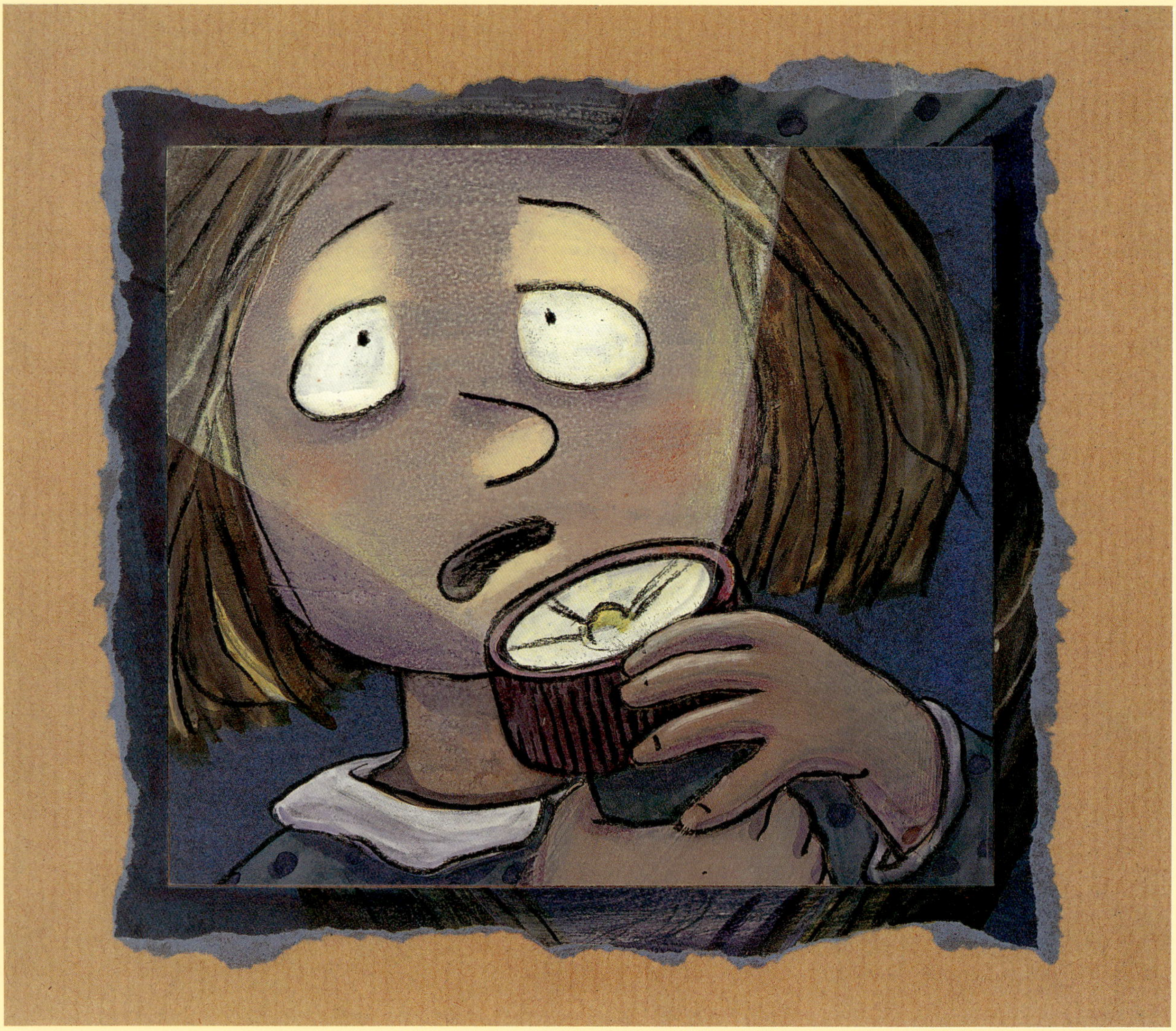

Sofies Hände wühlen im Koffer.
Wo ist das Ding? denkt sie. Ich muss es haben.
Sie sieht zur Tür hinüber. Der Türgriff bewegt sich!
Langsam öffnet sich die Tür.
Da findet sie endlich die Taschenlampe.
Sofie muss nach dem kleinen Knopf suchen.
Plötzlich leuchtet ihr der helle Lichtstrahl ins Gesicht.
„Aaaahh!", schreit jemand in der Tür. „Hilfe!"

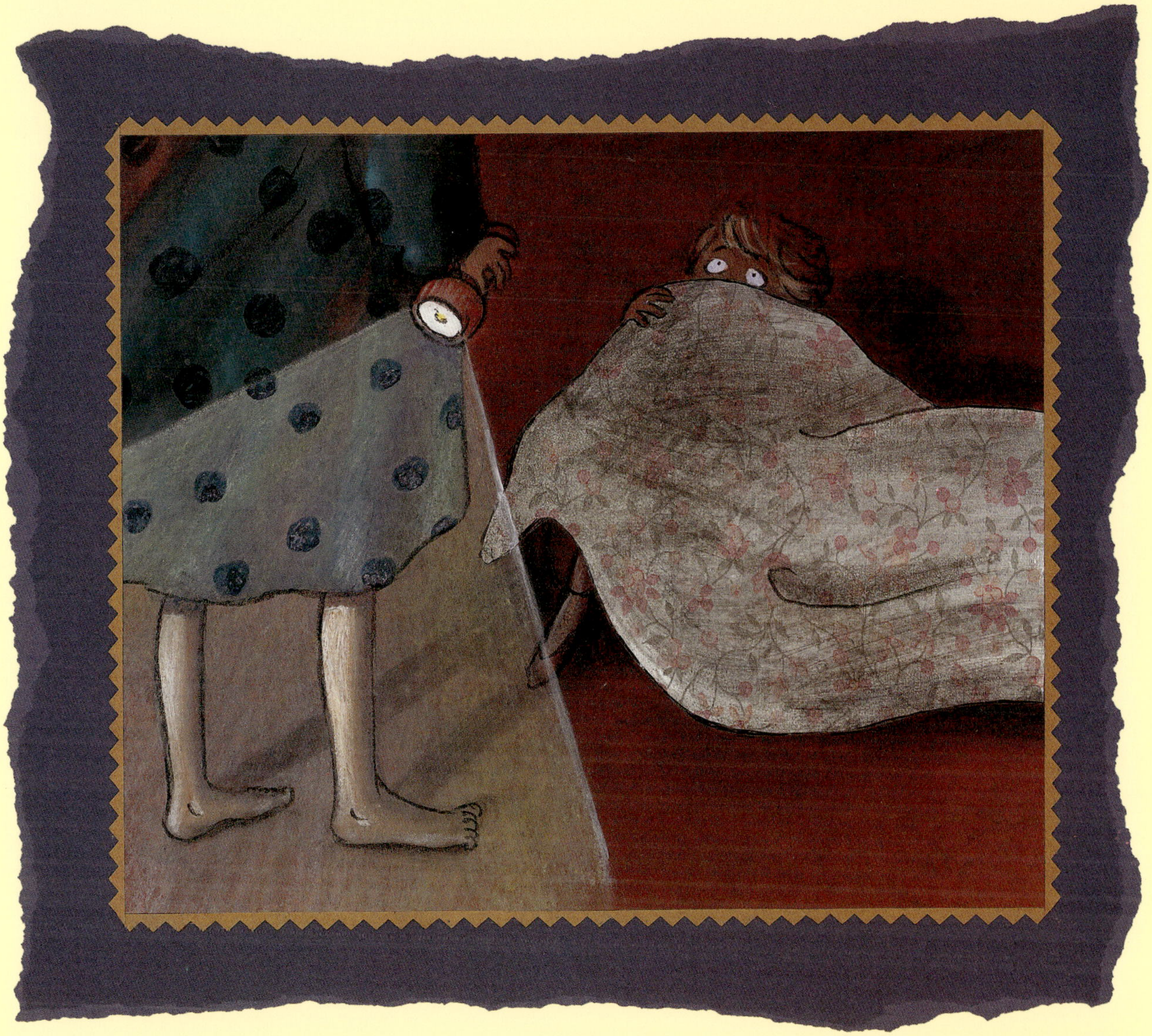

Sofie erkennt Tante Esthers Stimme.
„Hilfe, ein Gespenst!", schreit sie. Und flüchtet. Sofie läuft ihr hinterher.
Tante Esther sitzt zitternd hinter ihrem Bett in einer Ecke.
„Ich... ich habe ein Gespenst gesehen", wimmert Tante Esther.
„In deinem Zimmer." – „Das war nur ich", lacht Sofie.
Sie leuchtet sich mit der Taschenlampe ins Gesicht.
„Das wußte ich natürlich", sagt Tante Esther.
Sie lacht erleichtert und tut nur so, als hätte sie keine Angst gehabt.

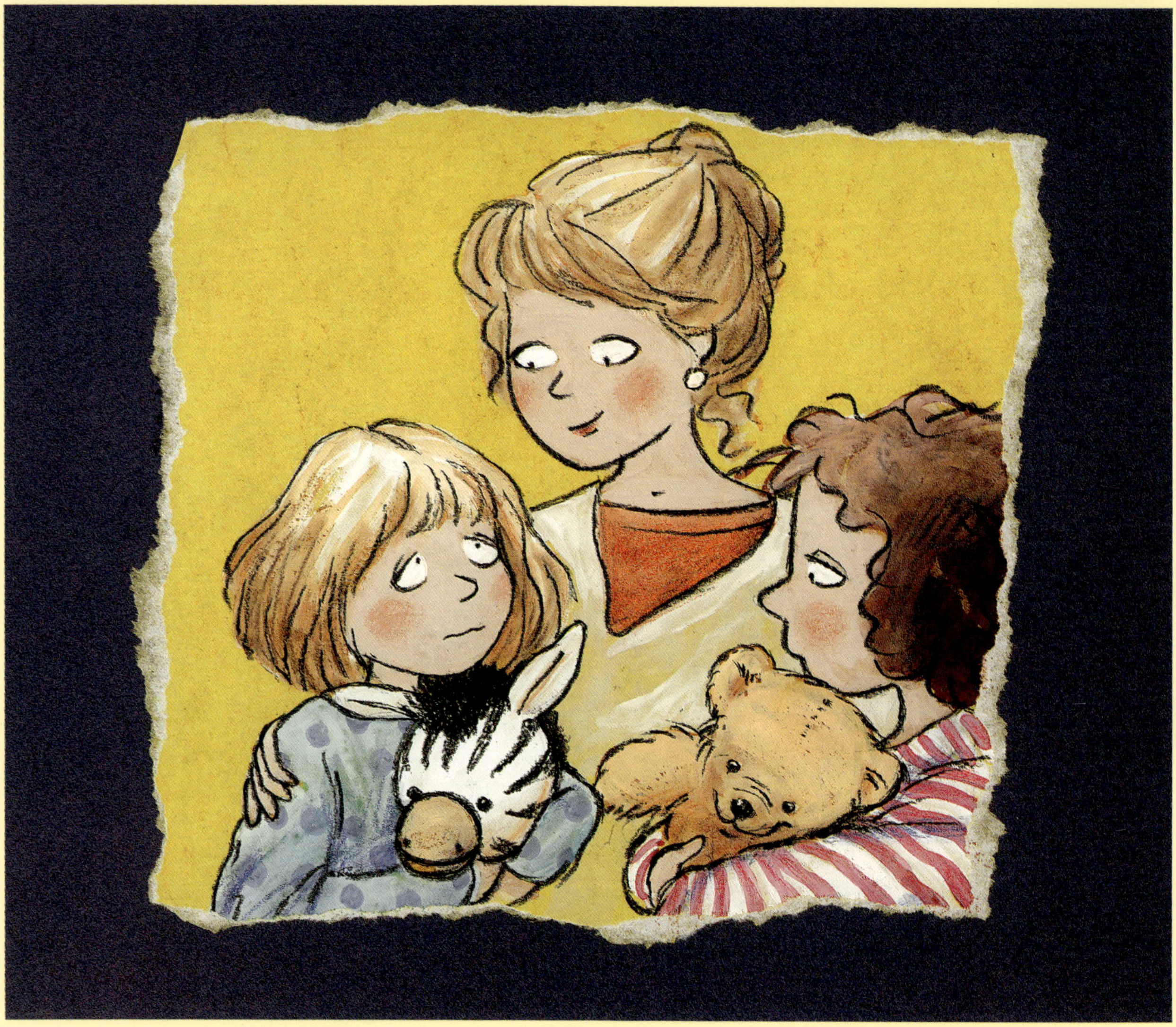

Von dem Lärm ist auch Lisa aufgewacht.
Zu dritt sitzen sie auf Tante Esthers Bett.
Sofie erzählt, wieviel Angst sie gehabt hat.
„Ich habe ein Monster gesehen“, sagt sie. „Und ein Gespenst.
Und es hat unheimliche Geräusche gemacht.“
„Pah. Ich fürchte mich vor nichts“, lacht Lisa sie aus.
Aber das ist Sofie auf einmal ganz egal.
Sie ist froh, dass sie alles erzählt hat.

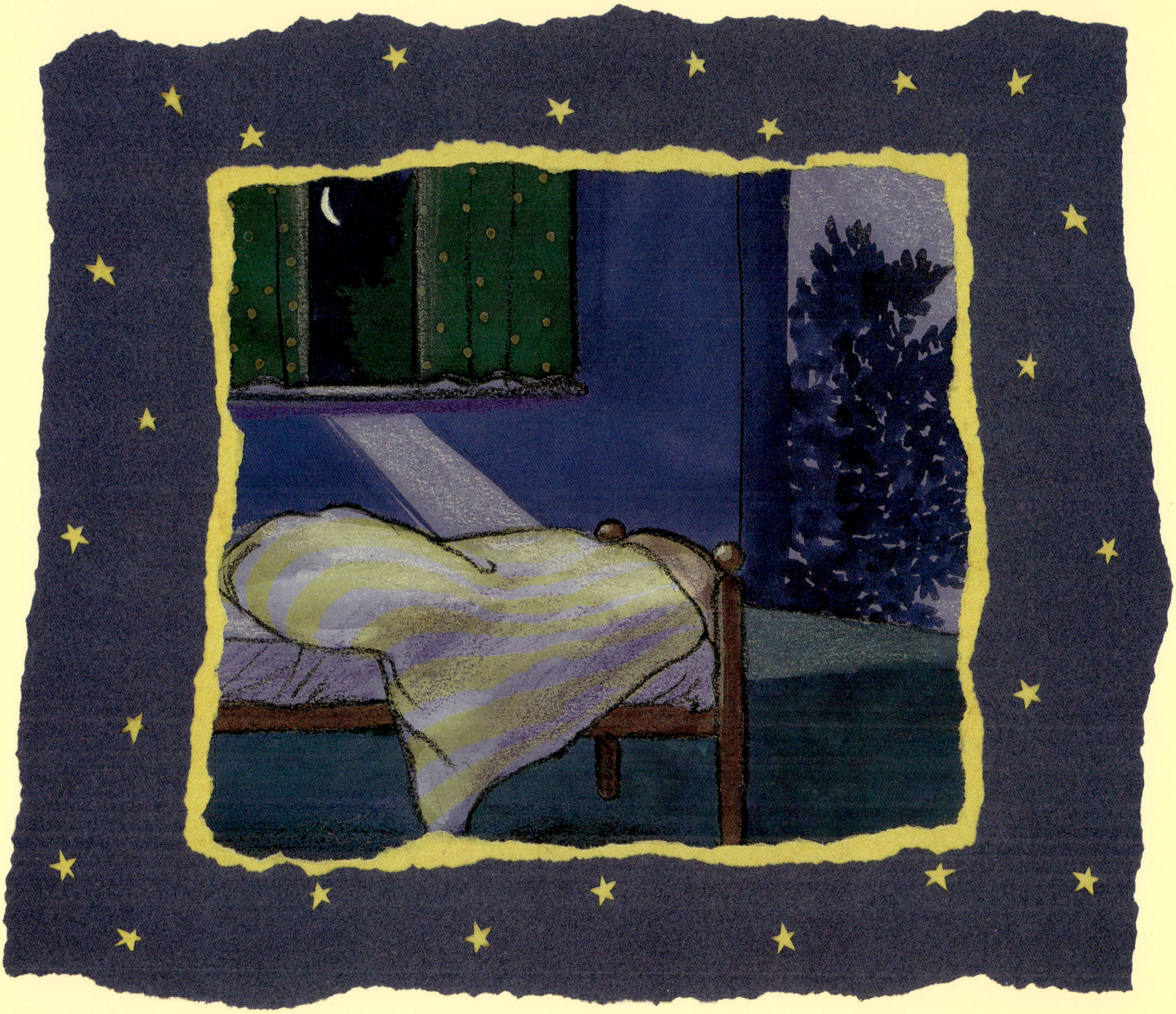

„Siehst du, was dich so erschreckt hat?“, fragt Tante Esther.
Sie sind in Sofies Zimmer.
„Es ist nur der Schatten vom Baum.
Wenn der Wind ihn bewegt, bewegt sich auch der Schatten.“
Ja, jetzt sieht Sofie es auch.
Aber bald ist sie wieder allein.
Und dann wird sie wieder Angst kriegen.
Dagegen kann sie gar nichts machen. Die Angst kommt ganz von selbst.

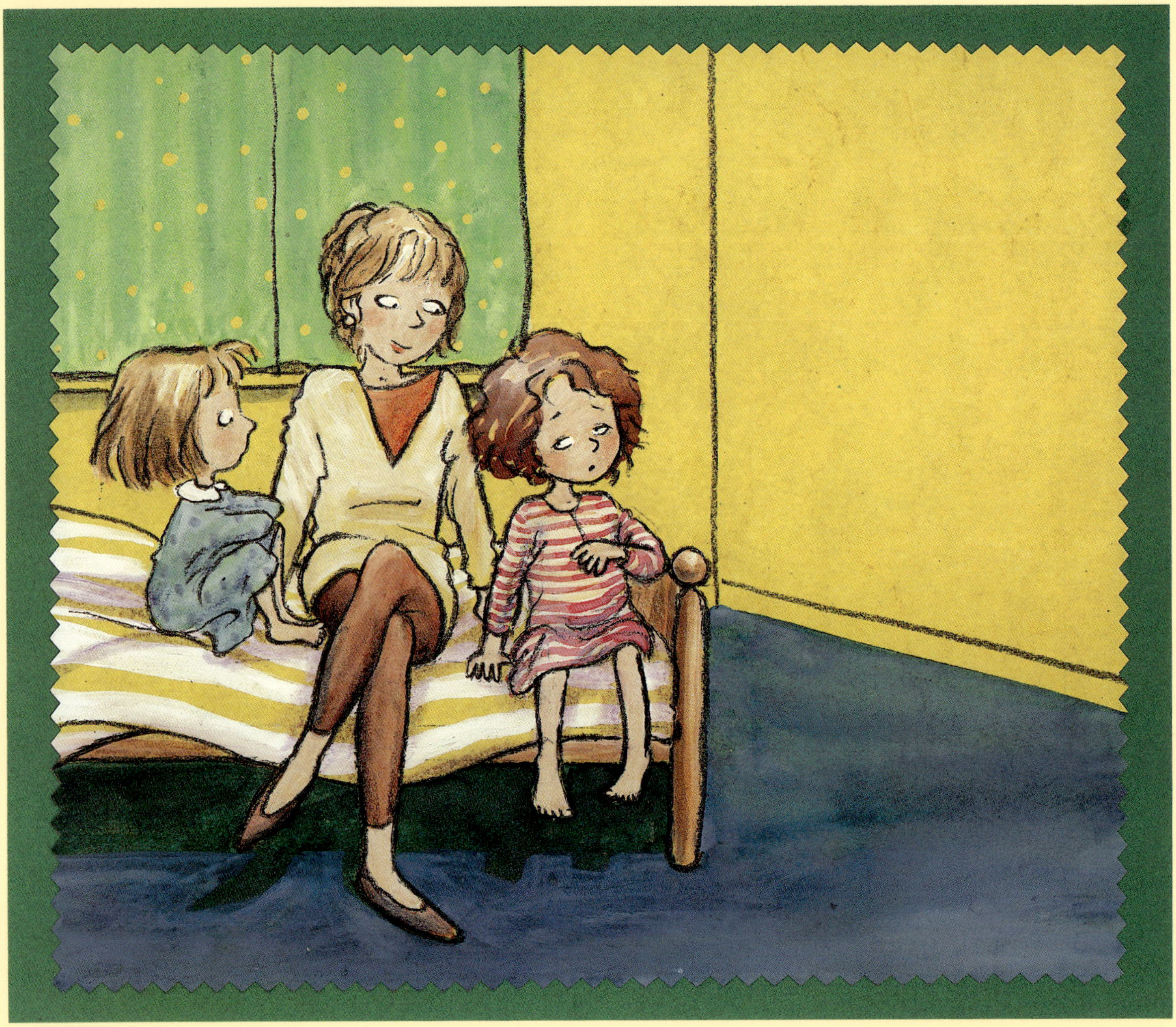

„Ich finde, du bist sehr mutig", sagt Tante Esther.
„Ich?" Sofie wundert sich.
„Ja", sagt Tante Esther. „Es war sehr mutig zuzugeben, dass du Angst hattest."
Darüber muss Sofie nachdenken.
„Und jetzt gehen wir alle drei ins Bett", sagt Tante Esther.
„Läßt du das Licht bitte noch an?", fragt Sofie.
Das tut Tante Esther. Licht hilft am besten gegen Gespenster.

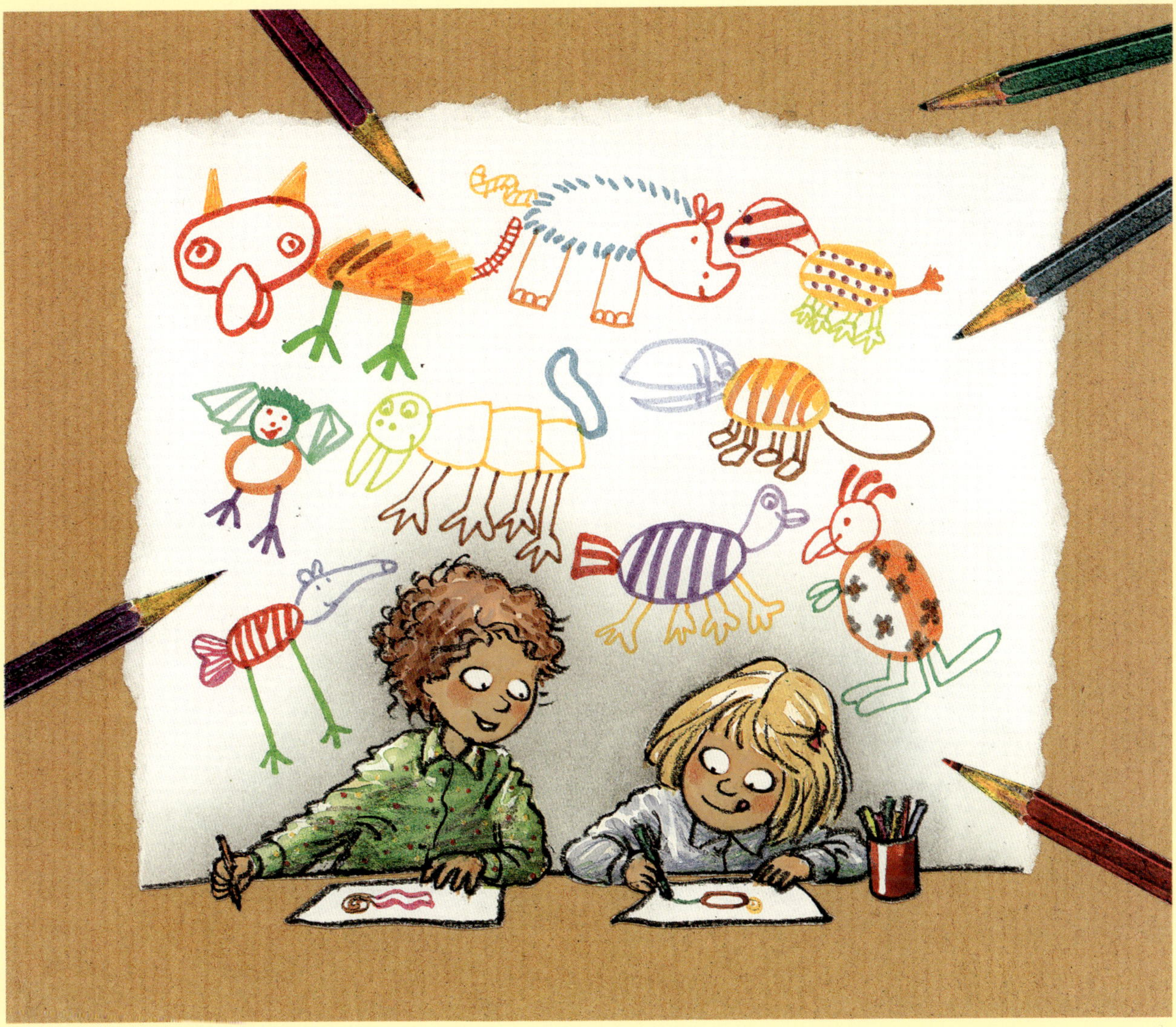

Der Morgen ist da. Tante Esther hat eine gute Idee.
„Zeichne doch mal all diese Gespenster", sagt sie.
Sofie und Lisa sind in Lisas Zimmer.
Sie malen viele Seiten voller Gespenster.
Aber... schrecklich sehen sie gar nicht aus.
Höchstens komisch.
Sofie denkt: Wenn die heute Nacht herumspuken,
dann werde ich laut lachen.

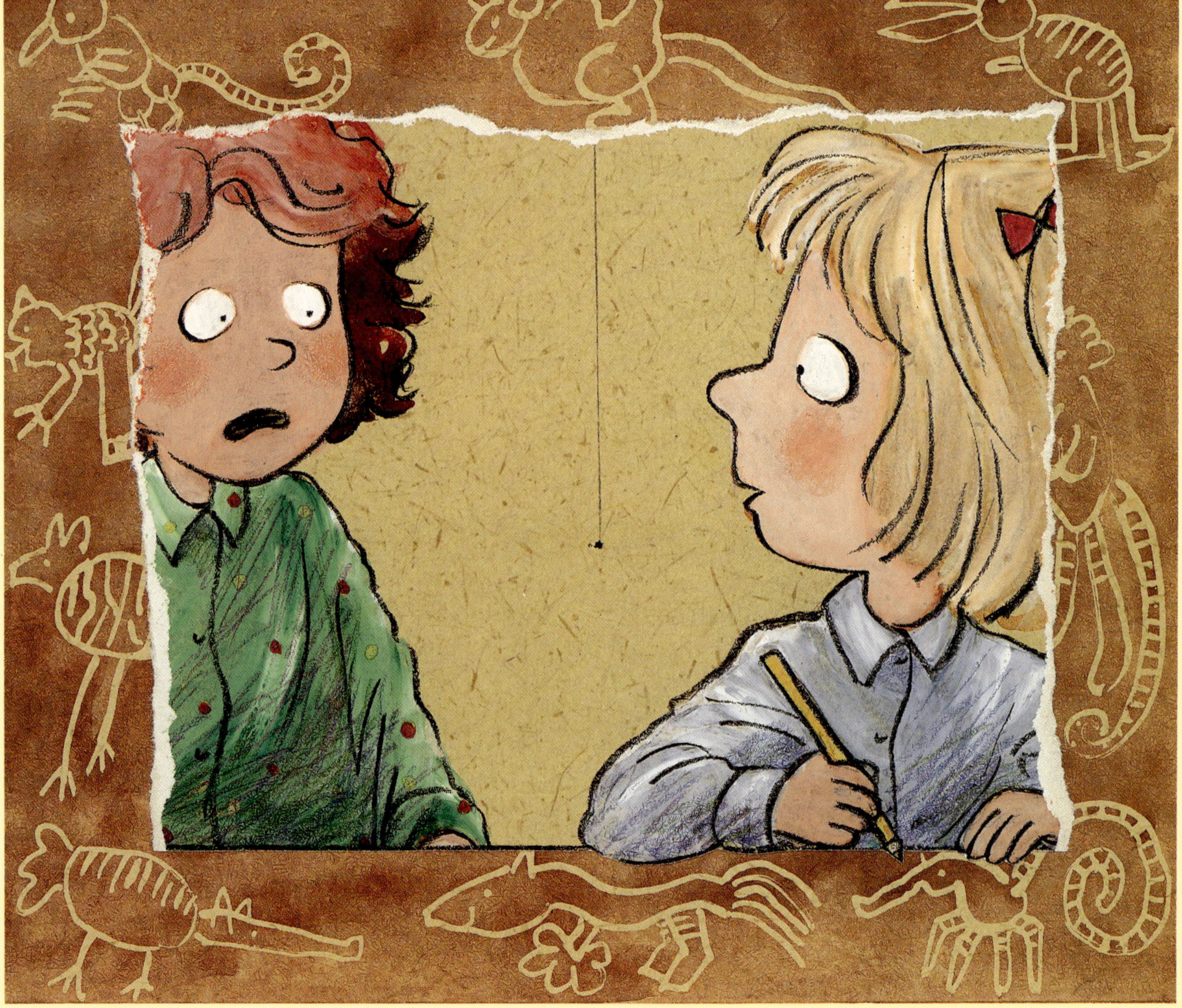

„Komm“, sagt Sofie nach einer Weile.
„Wir zeigen sie deiner Mutter.“
„Äh... geh du ruhig schon vor“, sagt Lisa. „Ich komme gleich.“
Sie klingt ein bisschen ängstlich, denkt Sofie erstaunt.
Lisa starrt mit aufgerissenen Augen auf eine kleine Spinne.
Sie lässt sich an einem Faden herab.
Ob es das ist? denkt Sofie.
Fürchtet sich die starke Lisa etwa vor so einem winzigen Tier?

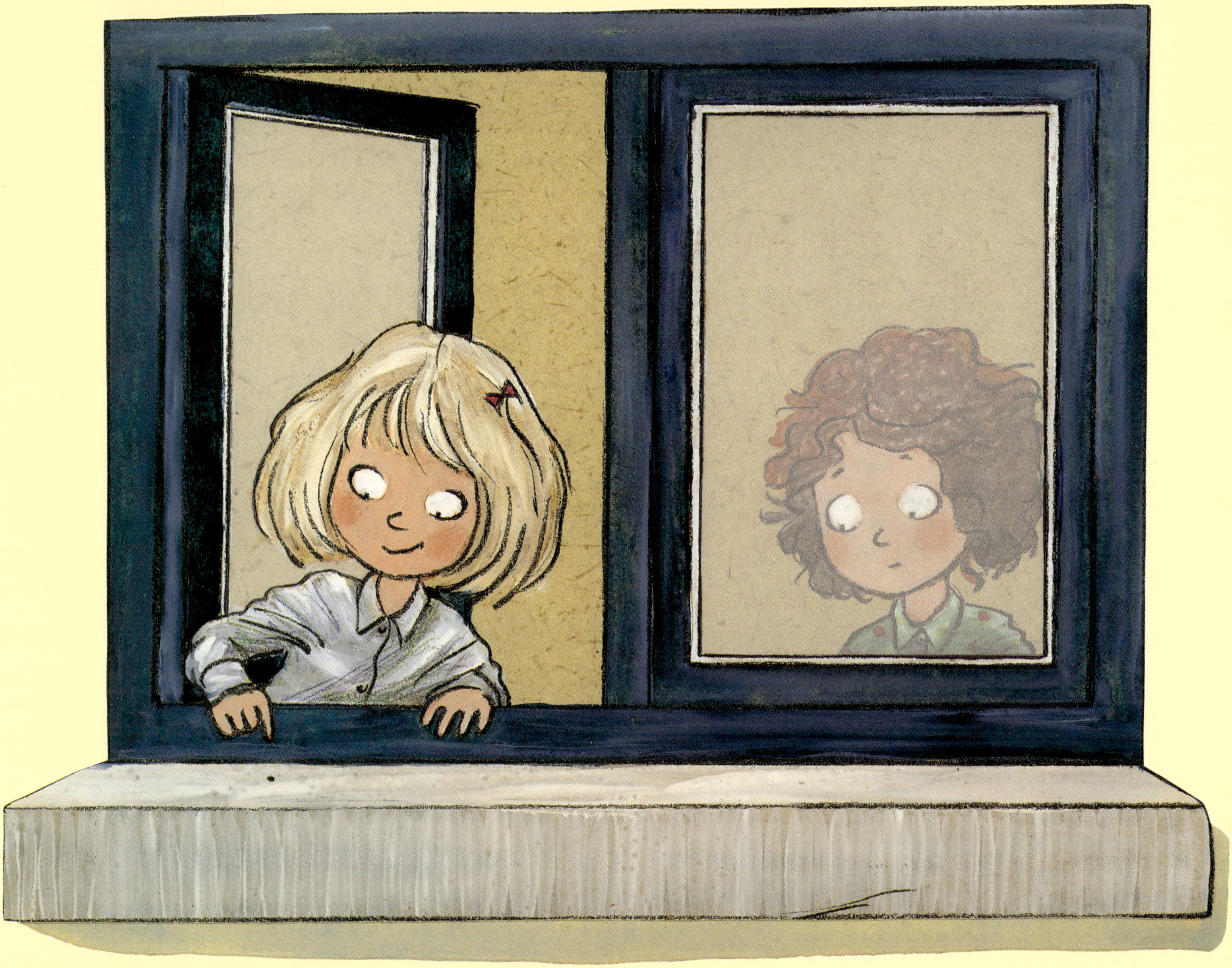

Sofie nimmt die Spinne an einem Bein hoch.
„Was machst du denn da?“, schreit Lisa entsetzt.
„Ich setzte sie raus“, sagt Sofie. „Machst du mal das Fenster auf?“
Als Sofie mit der Spinne ganz dicht an Lisa vorbeigeht,
macht Lisa schnell einen Schritt zur Seite.
„Du fürchtest dich also vor nichts, wie?“, sagt Sofie spöttisch.
„Ach“, sagt Lisa leise. Sie zuckt mit den Schultern.
Und dann wird sie langsam rot. Knallrot.

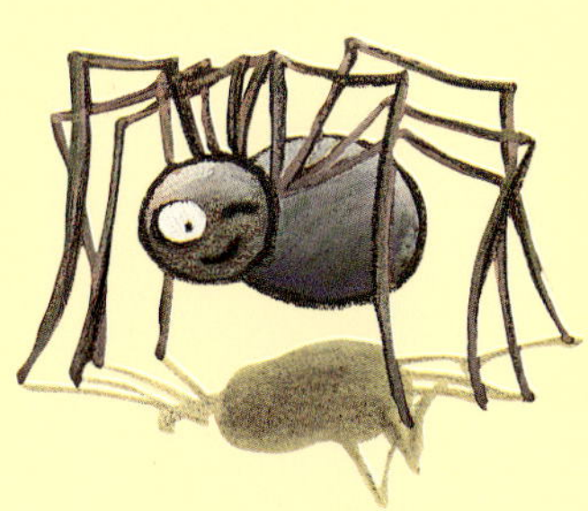